罗氏正骨筋伤八法精要

罗素兰　陈广辉　主编

广西科学技术出版社

图书在版编目（CIP）数据

　　罗氏正骨筋伤八法精要 / 罗素兰，陈广辉主编. —
南宁：广西科学技术出版社，2022.11
　　ISBN 978-7-5551-1879-4

　　Ⅰ.①罗… Ⅱ.①罗… ②陈… Ⅲ.①筋膜疾病—中
医伤科学 Ⅳ.①R274.3

　　中国版本图书馆CIP数据核字（2022）第207817号

LUOSHI ZHENGGU JINSHANG BA FA JINGYAO
罗氏正骨筋伤八法精要

罗素兰　陈广辉　主编

责任编辑：饶　江		助理编辑：黄焕庭	
责任校对：马月媛		装帧设计：梁　良	
责任印制：韦文印			

出　版　人：卢培钊　　　　　　　　　　出版发行：广西科学技术出版社
社　　　址：广西南宁市青秀区东葛路 66 号　邮政编码：530023
网　　　址：http://www.gxkjs.com

印　　　刷：广西昭泰子隆彩印有限责任公司
地　　　址：广西南宁市友爱南路 39 号　　邮政编码：530001
开　　　本：787 mm × 1 092 mm　1/16
字　　　数：109 千字　　　　　　　　　印　　张：11.25
版　　　次：2022 年 11 月第 1 版　　　　印　　次：2022 年 11 月第 1 次印刷
书　　　号：ISBN 978-7-5551-1879-4
定　　　价：160.00 元

编 委 会

序

　　我于壬寅年中收到罗素兰教授编书的消息，邀请我为她的书作序，我便详读书稿，略作感想。"言正骨不可治者，未得其术也"，我想，这是我与罗教授使用正骨法临床治验的互通之处。

　　"罗氏正骨法"是传统中医领域的一块瑰宝。因其手法轻巧独特，临床疗效显著，深受国内外医生和患者的信赖和认可。罗氏正骨法由"双桥老太太"罗有明以家传的方式传承延续，至今已有300多年的悠久历史，其以手法治疗，复位、扶正、接骨、续筋、固定和用药皆有独到之处，"正骨、正筋、正肌肉"三项同步的"三兼治"治疗，相互联系，相互制约，与西方医学骨科对比，具有诸多独特优势，是中国传统医学骨伤科方面的典型代表。罗氏正骨法在发展过程中逐渐从家传遍及全国，甚至走出国门、走向世界，不仅在国内享有很高的声誉，在国际上的影响力也不容小觑。此次乘着罗有明名家研究室广西中医药大学第一附属医院分站成立的"东风"著书立说，就是罗氏正骨法在广西落地生根的有效印证，亦是罗氏正骨法走遍全国的缩影。

　　罗素兰教授作为第五批国家级非物质文化遗产代表性传承人、第六批北京市级中医药专家学术经验继承工作指导老师、第七批全国老中医药专家学术经验继承工作指导老师，同时也是罗氏正骨法第七代代表性传承人，她十分注重罗氏正骨法的保护和传承工作，这对弘扬民族传统文化，促进传统中医骨伤科发展有着极其重要的作用和深远的意义。罗素兰教授在传承家学的基础上提出了"罗氏正骨筋伤八法"，在该书中有翔实阐述，可以说是毫无保留地将"罗氏正骨筋伤八法"的具体操作手法全面展示，并附有亲自示范手法的教学视频。此份亲力亲为和贡献是值得敬佩的，实实在在地在做传承和创新的工作，也给想要学习或运用此类手法的同仁提供了很好的学习机会。在该书的后半部分也详细描述了罗氏正骨团队运用罗氏正骨筋伤八法的临床典型实例，对临床应用更是给出了切实可行的思路和方法。

总之，《罗氏正骨筋伤八法精要》不仅是对罗氏正骨法的传承，更是对罗氏正骨法的创新和发展，是一本很实用的中医骨伤科工具书。

全国名老中医
第三届国医大师
中国中医科学院首批学部委员

韦贵康

2022 年 6 月 14 日

前言

罗氏正骨法传承至今已有300余年历史，经罗氏家族历代从医人员与历代学习、传承罗氏正骨法的医务工作者不断地挖掘、搜集、整理并结合现代医学理论，逐步探索形成一门理论体系完善、诊疗经验丰富的中医正骨流派。

罗氏正骨法要发展，还必须不断地进行创新，罗氏正骨筋伤八法既是对罗氏正骨法的继承，也是对罗氏正骨法的创新。

本人自幼承家学渊源，幸得祖母罗有明先生亲传家学正骨手法，又承父母双亲教导，在临症应用正骨手法时不断总结和思考，以罗氏正骨法中37个常用基本手法为基础，首次创新性提出治疗筋伤疾病常用且效果显著的复贴法、扽拉法、八字分筋法、指顶法、转摇法、挫按法、扳拨法、拿捏法等8类治疗手法，统称为"罗氏正骨筋伤八法"。临床应用，屡试屡效，故欲笔之于书，公诸医界。

恰逢北京中医药薪火传承"3+3"工程项目增设罗有明名家研究室广西中医药大学第一附属医院分站，由广西弟子陈广辉负责。广辉敏而好学，在学习运用罗氏正骨筋伤八法后与我探讨提出将其编著成书，以供有志之士能更好地学习和运用。本人欣然同意，开始与广辉沟通并着手整理书稿。

怀着喜悦与欣慰，总算于端午前完成了《罗氏正骨筋伤八法精要》书稿的整理。本书从正筋八法的定义、作用原理、操作要领、具体临床应用及相关医案进行阐述，配合严谨规范的多角度图文与视频，对罗氏正骨筋伤八法进行全面分析和演示，为筋伤的治疗提供了详细的理论支持和具体的实践方法，使此技法的学习和应用更加简明、实用。

希望本书能帮助您学习筋伤治疗方法，为您的临床工作提供更多的思路。本书在整理过程中难免存在不足之处，还请同道斧正。

在此，本人对书著编写团队表示诚挚的敬意与谢忱！

国家级非物质文化遗产代表性传承人
全国老中医药专家学术经验继承工作指导老师
罗氏正骨法第七代代表性传承人

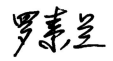

2022 年 5 月 31 日于北京

目录

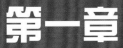

第一章

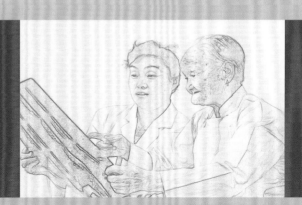

罗氏正骨法发展简史

- 罗氏正骨法发展初期
- 罗氏正骨法辉煌时期
- 罗氏正骨法鼎盛时期
- 罗氏正骨法传承时期

一、罗氏正骨法发展初期

罗氏正骨法传承至今已有 300 余年历史，经历代罗氏家族从医人员与历代从事学习、传承罗氏正骨法的医务工作者不懈地努力，通过不断挖掘、搜集、整理并结合现代医学理论，逐步探索形成一门理论体系完善、诊疗经验丰富的中医正骨流派。

罗氏正骨法起源于明代，因当时社会动乱，初创年代已无法考证。只知道罗氏祖籍在江西建昌府南城县泗石溪（今江西抚州市南城县天井源乡罗坊村）。现存《泗石溪罗氏家谱》中记载："三子罗怀善行恺生殁茔娶俱缺。"由此可以推断，现居河南省夏邑县县城东南隅罗楼村的罗氏一脉原本由江西省抚州市南城县罗坊村徒迁至此。家谱所缺的罗怀善成为豫东罗楼村罗氏第一代。

相传，崇祯年间（1628—1644）江西大乱，罗氏族人四散逃难他乡，罗氏先祖父罗怀善携带妻儿迁徙至豫东夏邑县定居，在此繁衍生息。在夏邑县定居后，他行医施善，带领儿孙们白天田间耕作、晚上习文练武，深受百姓爱戴，成为罗氏正骨第一代掌门人。《罗有明正骨传奇》一书中记载，先祖父身材魁梧，留着八字胡，身穿马褂衣，方面大耳，福相照人。先祖母周氏眉清目秀，正骨医术过人。她深受儒家思想影响，相夫教子，行医施善，深受百姓爱戴，成为当地有名的正骨女郎中。为了让后人继承先辈的传统美德，夫妻俩立下祖训：以仁为本，乐善好施，义务行医；以农为本，勤劳节俭，自食其力。后辈们不辜负先辈教诲，勤于耕作，苦练医术，世世出贤才，代代有良医。

二、罗氏正骨法辉煌时期

先祖第二代罗如斌，是罗氏正骨第二代掌门人。他习医习武，很有名气，在当地盖上了古香古色的二层转天楼。转天楼青砖青瓦，站在楼顶四处眺望，罗家五谷丰登的景象尽收眼底。罗如斌之子罗百升，受其父影响，习武弄墨，出类拔萃，在当地获得了文武秀才的桂冠，封了三斗六升谷子的官位。匾额挂上转天楼，金光闪闪，光宗耀祖。

罗百升 17 岁成家。其妻陈氏是农家之女，读过一年私塾，人很精明。因其父也是位乡村郎中，故陈氏从小就受到医术的熏陶。自从进了罗家大门后，陈氏如鱼得水，常常帮助奶奶婆周氏给人接骨治伤，很快掌握了一些罗氏正骨技术，很受奶奶婆的赏识。为了把罗家正骨技术祖祖辈辈传承下去，奶奶婆决定把聪明勤奋的孙媳陈氏收为关门弟子。陈氏不辜负奶奶婆的期望，勤学苦练，努力钻研，终于习到一手罗氏正骨真传，成为罗氏正骨第三代掌门人。罗家亦农、亦医、亦文、亦武，名声在外，进入了辉煌时代。

三、罗氏正骨法鼎盛时期

罗氏正骨第三代掌门人陈氏，膝下有三子。老大、老二英年早逝，老三罗天绪成为罗氏正骨第四代掌门人。罗天绪育有二女三子，长女罗有明，3 岁练摸骨，5 岁做传人，15 岁独立接诊，逐渐掌握了医术的精髓，被确定为正宗传承掌门人。至此，罗氏正骨的发展翻开崭新的一页。

罗有明（1904.7.31—2008.10.11），本名罗颖，河南省夏邑县罗楼村人，中国正骨名医，罗氏正骨法杰出代表、第五代代表性传承人，罗有明中医骨伤科医院原院长。光绪三十年（1904年），罗有明出生，父亲罗天绪给她起名叫罗颖。因罗家无男孩，祖父罗百升"重男轻女"的思想较为严重，说罗颖的名字犯忌，"颖"字把男孩给"影"（挡）住了，担心断了罗家今后的香火，强行将"罗颖"这个名字废除。从此，她再也没了名，以"大妮"代之。

祖母陈氏十分喜欢大妮，加之大妮聪明，有悟性，自幼迷恋正骨这一行，又懂得许多正骨技术，于是陈氏顶住了罗氏正骨法"传内不传外、传男不传女"的压力，将大妮收为徒弟，教摸骨，传手法，大妮及笄之年便出道独立接诊。祖母病故后，她破例挑起了罗氏正骨第五代掌门人的重担。16岁时，因治愈一名被惊牛冲撞造成盆骨重度骨折的患者，一举成名。

新中国成立前夕，大妮的丈夫、在长征中任连长的老红军王治忠同志因头、背部负伤住院，故部队领导将大妮接到部队。大妮到达部队医院后，在护理丈夫的同时，义务担任了骨伤科医生。

新中国成立后，大妮随丈夫在北京双桥安顿下来，为百姓治病，百姓美称其为"双桥老太太"。她曾为邓颖超治病，周总理见她治疗骨伤如此神奇，问她叫什么名字，她说："我没名，人家都喊我'老王家的'。我娘家姓罗，您就叫我王罗氏吧。"周总理说："怎么还叫王罗氏？新社会了，像你这样的名医是国家的宝贝，得有个名字。你在北京很有名，全国也有名，还是位大好人、大善人，你很有名嘛，就叫'罗有名'吧。"后来大妮出于谦虚考虑，就将"名"改为"明"，从此大妮有了大名。"总理赠名"也被传为佳话。

1957年，罗有明开始在北京市双桥三间房诊所接诊。随着人民公社的成立，三间房诊所改为"双桥公社三间房综合卫生院"，每天接待来自全国各地及海外不计其数的患者，大量的患者及其家属常常将不大的卫生院围得水泄不通。罗有明的技法日渐纯熟，名声也越来越大。在此期间，罗有明曾先后为李先念、邓颖超、刘亚楼、杨勇、陈赓、胡乔木等党和国家领导人治疗过骨伤科疾病，周总理称其为"国宝"，李先念称其为"神医"，当地百姓称其为"活神仙""活菩萨"，还有诸如"正骨大师""神医圣手""当代华佗"等赞誉。

罗氏正骨法疗效独特，受到国家领导和政府部门的高度重视。1956年，罗有明出席河北省保定中医正骨学术经验交流会；1966年，赴黑龙江、湖北等地医院巡诊及学术交流；1991年，出席在北戴河召开的全国首届名医专科学术研讨会。20世纪60年代中期，因为罗有明的治疗方法独特，领导们认为这种方法简单，非常适合农村和部队需要，所以在领导的关怀支持下，罗有明受聘为讲授指导老师，为来自全国各地学习的学员进行授课、培训。罗有明也打破罗氏正骨绝技不外传的家规，先后举办进修班、集训班33期，朝鲜、德国、日本等国家的医生也慕名前来拜师，单是国内的弟子就有4000余人。

1985年7月，卫生部遵照周总理生前的指示，拨专款建立了国家第一个以个人名字命名、非营利性的"罗有明中医骨伤科医院"，指定罗有明担任院长。至此"罗氏正骨法"进入全新的鼎盛时期。

四、罗氏正骨法传承时期

罗氏正骨法的发展，离不开一代代人的传承与创新，后人不断接过前人的接力棒，努力向前。罗氏第六代、第七代、第八代传人及众多外姓弟子，对罗氏正骨法的延续传承，均做到了应尽的责任。

罗金殿，罗有明之子，北京正骨名医，罗氏正骨法第六代代表性传承人，罗有明中医骨伤科医院业务院长，自幼跟随母亲罗有明学习祖传正骨技术，20岁便开始独立行医。为了发扬罗氏正骨法，他担任多期学习班的指导老师，1975年以来陆续举办了国内、国际罗氏骨伤科培训四十余期，培训学员近5000人。他曾远赴俄罗斯传授罗氏正骨技术，受到热烈欢迎。此外，他还被美国纽约中医学院聘为客座教授，被国际传统药物学会聘为常务理事，被美国佛州中医学院聘为客座教授。

罗金殿行医50余年，在继承母亲传统正骨法的基础上，结合现代人的需求，主编《罗有明正骨法》《腰椎间盘突出症》。拍摄了两部罗有明中医正骨法电教片。经北京市中医管理局及专家、教授考评后，罗金殿被指定为罗有明老中医学术的继承人。

由于成果突出，罗金殿曾荣获中国骨伤人才科技杰出人才奖。其先进事迹被编入《中国当代名人大典》《世界名人大典》《中国当代高级专业技术人才大典》等多种辞书。2009年，经文化部批准成为第三批国家级非物质文化遗产代表性传承人。

罗素兰，罗金殿长女，罗氏正骨法第七代代表性传承人，中国医科大学航空总医院主任医师，自幼跟随祖母罗有明、父亲罗金殿学习正骨技术。毕业于北京光明中医函授大学骨伤系，曾先后在双桥卫生院、北京医院、中医骨伤研究所进修学习。

罗素兰自幼跟随祖母罗有明学艺，从 6 岁开始，她就成了祖母的小跟班。祖母在家坐诊时，她充当祖母的小助手，协助祖母给患者抻抻手指、拉拉脚趾等，外出出诊时她也跟在祖母身后，帮忙打下手。日复一日，年复一年，在祖母的悉心栽培下，罗素兰逐步掌握了 37 种罗氏正骨法的手法。成年以后，罗素兰沿着祖母走过的路，也成为一名骨伤科医生。

罗素兰认为，学习罗氏正骨法，要练好基本功；学正骨手法如学武功中的练法一样，勤能补拙，医武同源同道。治伤拿捏尺寸一定要准、稳，这些都要靠基本功，要常年坚持练习指力、腕力等功法。

在祖母的言传身教中，罗素兰在 40 多年的从医生涯中一直恪守着几条戒律，其中就有"不藏私、不盈利"。"奶奶曾说，罗氏正骨法不能藏私，要让更多人学会并掌握它，罗家的技术是为人民服务的，不是去挣大钱的。"从祖母朴素的语言中，罗素兰从小就坚信"医者仁心"，即使在遇到各种诱惑时，也能不为所动。

1993 年，罗素兰经北京市中医管理局及专家、教授考评后，被指定为罗有明老中医学术的继承人。2008 年，罗氏正骨法入选国家级非物质文化遗产代表性项目扩展项目名录。2015 年，经北京市政府批准，罗素兰成为国家级非物质文化遗产北京市级代表性传承人。同年，北京市中医药薪火传承"3+3"工程罗有明名家研究室成立，罗素兰担任项目负责人。罗有明名家研究室旨在对已故名医罗有明的学术思想、正骨绝技进行全方位的挖掘、整理和抢救，培育正骨人才、弘扬罗氏正骨技术，使罗氏正骨法更好地造福全社会。2018年 5 月，经文化和旅游部批准，罗素兰成为第五批国家级非物质文化遗产代表性传承人。2021 年，罗素兰荣获北京市"优秀名中医"称号，同年先后被评选为第六批北京市级中医药专家学术经验继承工作、第七批全国老中医药专家学术经验继承工作指导老师。

罗素兰在掌握罗氏正骨法手法精髓的基础上，又汲取了现代的理论知识，将之运用到临床实践中，并对临床实践经验不断加以总结，对罗氏传统正骨法进行理论性的解释，首次提出"罗氏正骨筋伤八法""罗氏膝关节六步法"等概念，并应用于临床。

为了弘扬和传承罗氏正骨法，罗素兰先后带徒百余人，言传身教，毫无保留地提携后辈，并举办多期罗氏正骨法培训班；此外，她还经常受邀参与国际、国内学术交流活动并在学习班授课。发表《罗氏正骨法之正筋八法》《罗氏正筋八法理论探讨及应用》等相关文章。主编《罗有明正骨医案》《双桥罗氏正骨》《罗氏正骨法》《罗氏正骨手法治疗图集》等专著，参编《罗有明正骨法》《腰椎间盘突出症》《双桥正骨老太罗有明》《罗有明跨世纪庆典文集》等，学术成果丰富。

时至今日，罗氏正骨的技艺已经传到了第八代传人——罗素兰独子栗政依的手中。栗政依，毕业于北京军医学院，北京罗有明骨伤医院传承骨干，罗有明名家研究室成员。他自幼生长在中医正骨世家，受到罗氏正骨法第五代、第六代、第七代代表性传承人的熏陶与教诲，学术精湛。在祖孙三代的熏陶下，这个年轻人自幼便对罗氏正骨法有深厚的感情并得到了最直观的学习。完成学业后，他便跟随母亲和长辈们开始了理论和临床紧密结合的系统学习，年纪不大的他，学习认真刻苦，坚持不懈，为传承罗氏正骨法打下了坚实的基础。正式入行后，他已可灵活熟练的运用罗氏正骨法为患者解除病痛，擅长采用罗氏正骨法治疗骨折、脱位、筋伤疾病，配合祖传秘方内服外用，疗效显著。他在家族长辈的教导下，结合多年临床工作经验，自创"护陵正骨法"。该法针对颈椎病引起的头疼、头晕、肢体麻木等症状，有满意的临床疗效，广受好评和赞誉。他是目前罗氏正骨法的中坚力量和后继之人。

罗氏三百年的医学光辉史一直延续至今。经罗氏中医家族世代不懈的拼搏和努力，如今的罗氏正骨法系统、成熟。我们坚信，罗氏正骨法在未来一定能够更好地造福人类，惠泽众生！

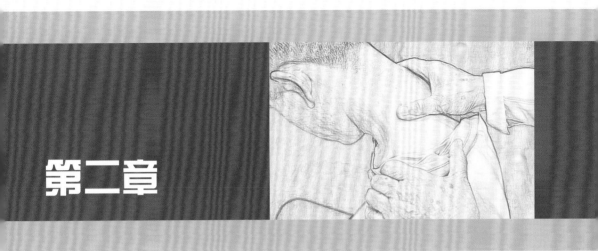

第二章

罗氏正筋八法

- 复贴法
- 扽拉法
- 八字分筋法
- 指顶法
- 转摇法
- 挫按法
- 扳拨法
- 拿捏法

一、复贴法

（一）复贴法的定义及分类

复贴法是指施术者以鱼际部或掌根部贴实患处肌肉、关节等部位，从垂直肌肉、关节的方向先复贴后向下按压，最后抬起，沿着肌肉和经络走向，自上而下对局部肌肉及关节进行按压、抬起的手法。根据手法作用部位的不同，可分为项部复贴法、上肢复贴法、背部复贴法、腰部复贴法、下肢复贴法。

（二）复贴法的作用原理

中医学认为，复贴法作用于机体，通过复贴按压的动作，疏通局部气血，使气血运行通畅，气血通畅则肿胀及疼痛消减。复贴法又可作用于经筋，理筋顺筋可将剥离、异位、撕脱的损伤组织以及出现的筋结、条索归顺本位，故复贴法具有消肿散瘀、活血止痛、松筋解痉的功效。

现代医学认为，复贴法通过鱼际或掌根按压患处及周围肌肉或关节，对局部肌肉起到加压的作用，能使局部肌肉放松，加快局部血液循环，促进炎症水肿吸收，同时也能解除局部肌肉痉挛，从而缓解疼痛；复贴法也能可以将因剥离、异位、撕脱、骨折造成损伤的软组织，用鱼际及掌根整复到原来的解剖部位，恢复组织正常解剖关系，解除关节及肌肉的压力，改善关节功能。

（三）复贴法的操作步骤

复贴法多用于项部、上肢、背部、腰部及下肢的软组织丰厚部位，在操作时，可根据患者的年龄、损伤部位、损伤程度，运用不同的力度进行治疗。

操作要领如下。

①根据受术部位不同，患者可取坐位、俯卧位及侧卧位。

②施术者站立于患侧，操作时应沉肩，垂肘，垂腕，手掌放松。

③拇指与四指稍张开，鱼际或掌根着力于受术部位，指掌面贴实患者患处，缓慢用力，使力渗透至肌肉深处，甚至直达骨面，然后再缓慢放松至鱼际或掌根离开体表，此为复贴法手法的一次完整的操作流程。

④手法操作时应抬放自然，一抬一放连贯自如，手法频率以每分钟 60 次为宜。

⑤手法操作时应沿着肌肉、经络、筋经走向自上而下进行，力度由轻到重，以患者耐受舒适为宜，动作应柔和沉稳，切记勿突然使用暴力。

（四）复贴法的临床应用

1. 项部复贴法

（1）项部复贴法操作规范

①患者取端坐位。

②施术者立于患者后方，嘱患者放松项部。

③施术者沉肩，垂肘，垂腕，手掌放松，拇指与四指稍张开。

④无助手时，可嘱患者头部屈曲；有助手时，可令助手立于患者前方，双手放置于患者双侧耳部下方的下颌骨下方边缘，托起患者颈部，以充分暴露颈部软组织。

⑤施术者固定手固定于患者肩胛处，操作手鱼际或掌根着力于患者项部软组织丰厚部分，指掌面贴实患处，缓慢用力，使力渗透至肌肉深处，甚至直达椎骨表面，然后再缓慢放松鱼际或掌根离开患者项部表面。

⑥操作时，沿斜方肌走向自上而下复贴，力度由轻到重，以患者耐受舒适为宜，动作应柔和沉稳，切记勿突然使用暴力。

⑦手法操作时应抬放自然，一抬一放连贯自如，手法频率以每分钟 50～60 次为宜，根据患者耐受情况，复贴 10 次左右即可。

⑧操作时，沿斜方肌走向自上而下复贴，要根据治疗部位、病情、患者体质等情况，以患者耐受舒适为宜，复贴后也可配合捋顺法，切记勿突然使用暴力。

项部复贴法手法操作见图 1。

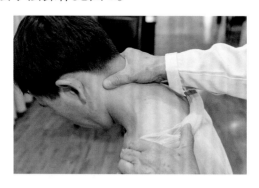

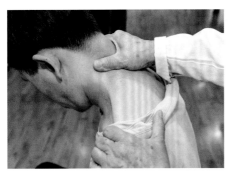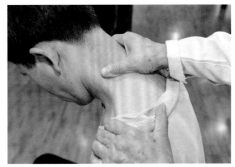

图 1　项部复贴法手法操作

（2）项部复贴法适应证

颈椎小关节紊乱、环枢关节半脱位、颈椎间盘突出症、颈椎骨质增生、落枕、颈部肌肉痉挛等。

（3）项部复贴法禁忌证

颈部恶性肿瘤、颈部急性脊髓损伤、颈椎骨折未愈合、项部皮肤破损或有出血倾向、传染性疾病等。

2. 上肢复贴法

（1）上肢复贴法操作规范

①患者取端坐位，并外展患肢呈 45°。

②施术者立于患者患侧，面向患侧肩部。

③施术者沉肩，垂肘，垂腕，手掌放松，拇指与四指稍张开。

④若是上臂损伤者，则施术者固定手固定于患者患肢肘部，操作手鱼际或掌根着力于患者上臂肌表，指掌面贴实患处，缓慢用力使力渗透至肌肉深处，甚至直达肱骨，然后再缓慢放松鱼际或掌根离开患者上臂肌表。

⑤若是前臂损伤者，则施术者固定手握住患者患肢腕部，操作手大鱼际着力于前臂肌表，指掌面贴实患处，缓慢用力使力渗透至肌肉深处，甚至直达桡尺骨，然后再缓慢放松大鱼际离开患者前臂肌表。

⑥操作时，沿上臂内侧面或外侧面自上而下复贴。

⑦手法操作时应抬放自然，一抬一放连贯自如，手法频率以每分钟 50 ～ 60 次为宜，根据患者耐受情况，复贴 10 次左右即可。

⑧力度由轻到重，以患者耐受舒适为宜，动作应柔和沉稳，切记勿突然使用暴力。

上肢复贴法手法操作见图 2。

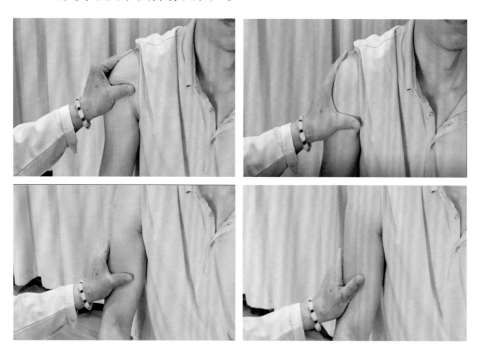

图 2　上肢复贴法手法操作

（2）上肢复贴法适应证

肩周炎（冻结肩）、肱二头肌长头肌腱炎、冈上肌腱炎、冈上肌腱钙化、肩峰下滑囊炎、肱骨外上髁炎、腱鞘炎、肩肘腕部筋腱急性扭挫伤或慢性劳损等。

（3）上肢复贴法禁忌证

肩袖或肌腱完全断裂、上肢骨折未愈合、上肢皮肤破损或有出血倾向、传染性疾病等。

3. 背部复贴法

（1）背部复贴法操作规范

①患者取俯卧位或坐位。

②施术者立于患者患侧或背后，嘱患者放松背部。

③施术者固定手固定对侧背部，操作手拇指与四指稍张开，鱼际或掌根着力于患者背部，指掌面贴实患处，缓慢用力，使力渗透至背部肌肉深处，然后再缓慢放松至鱼际或掌根离开患者背部。

④手法操作时，应抬放自然，一抬一放连贯自如，手法频率以每分钟 60 次为宜。

⑤手法操作时，沿着背部竖脊肌或膀胱经走向，自上而下复贴，力度由轻到重，以患者耐受舒适为宜，发力应柔和沉稳连贯，切记勿突然使用暴力或突然松手，力度要逐渐放松或逐渐加大力量。

背部复贴法手法操作见图 3。

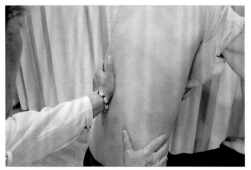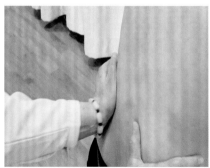

图 3　背部复贴法手法操作

（2）背部复贴法适应证

胸椎小关节紊乱、腰背肌筋膜炎、背部肌肉痉挛、背部软组织挫伤、胁肋部岔气、背部急性扭挫伤及慢性劳损等。

（3）背部复贴法禁忌证

背部的皮肤有溃烂、损伤，严重心脏病及高血压，脊柱及肋骨骨折未愈合等。

4. 腰部复贴法

（1）腰部复贴法操作规范

①患者取端坐位，躯干稍向前屈曲 30° 左右。

②施术者坐其后方，嘱患者放松腰部。

③施术者固定手固定对侧腰部，操作手拇指与四指稍张开，鱼际或掌根着力于患侧腰部，指掌面贴实患处，缓慢用力，使力渗透至腰部肌肉深处，然后再缓慢放松至鱼际或掌根离开腰部表面。

④手法操作时，应抬放自然，一抬一放连贯自如，手法频率以每分钟 60 次为宜。

⑤手法操作时，沿着腰部的肌肉、经络、筋经走向自上而下进行，力度宜轻到重，以患者耐受舒适为宜，动作应柔和沉稳，切记勿突然使用暴力。

腰部复贴法手法操作见图4。

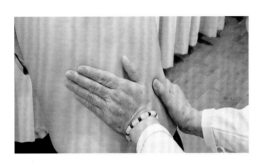

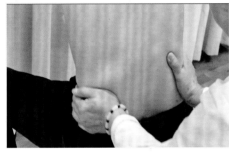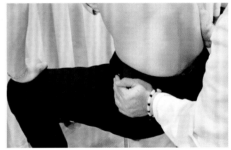

图4　腰部复贴法手法操作

（2）腰部复贴法适应证

腰椎小关节紊乱、腰椎间盘突出症、腰肌劳损、腰椎骨质增生、急性腰扭伤、腰背肌筋膜炎、腰三横突综合症等。

（3）腰部复贴法禁忌证

胸肋部及腰背部急性骨折或骨折不愈合，腰部皮肤有溃烂、出血，肿瘤腰椎骨转移，妊娠中，严重的腰椎滑脱等。腰椎滑脱患者只复贴两侧竖脊肌，避开棘突正中。

5. 下肢复贴法

（1）下肢复贴法操作规范

①患者取俯卧位或侧卧位。

②施术者立于患者患侧，嘱患者放松患肢。

③施术者沉肩，垂肘，垂腕，手掌放松，拇指与四指稍张开。

④施术者固定手放置于患侧腰臀部（若复贴下肢小腿处固定，手可放置于患肢大腿部）；若侧卧位时，施术者固定手放置于患侧髋部（若复贴下肢小腿处固定，手可放置于患肢膝部），施术者鱼际或掌根着力于患者下肢后侧，指掌面贴实患处，缓慢用力，使力渗透至肌肉深处，甚至直达股骨，然后再缓慢放松至鱼际或掌根离开下肢表面。侧卧位时，施术者鱼际或掌根着力于患者下肢前外侧，操作方法同上。

⑤手法操作时应抬放自然，一抬一放连贯自如，手法频率以每分钟 60 次为宜，根据患者耐受情况，复贴 10 次左右即可，视局部肌肉痉挛改善状况而定。

⑥俯卧位操作时，沿膀胱经循行方向自上而下复贴；侧卧位操作时，沿胆经及胃经循行方向自上而下复贴。

⑦力度由轻到重，以患者耐受舒适为宜，动作应柔和沉稳，切记勿突然使用暴力。

下肢复贴法手法操作见图 5。

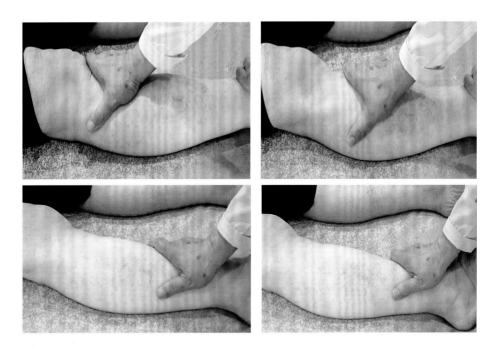

图 5 下肢复贴法手法操作

（2）下肢复贴法适应证

腰椎间盘突出症、腰三横突综合征、腰椎管狭窄症、梨状肌紧张综合征、下肢筋膜炎、膝关节疼痛、踝关节扭伤等。

（3）下肢复贴法禁忌证

手法部位有皮肤破损，下肢有未愈合的骨折、脱位，有出血倾向等。

（五）复贴法的注意事项

①复贴时，手法频率不宜过快，否则力无法渗透深部组织。

②力度由轻到重，切记勿使用暴力，也不可突然放松手法，应逐渐放松。

③操作时，手法要一抬一放、连贯自如。

二、拄拉法

（一）拄拉法的定义及分类

拄拉法是指在伤肢上端固定的情况下，施术者握住伤肢远端，做关节屈伸、环转、拄拉的动作，从而达到矫正错位、理顺肌筋作用的复合手法。根据作用部位不同，可分为腕部拄拉法、髋部拄拉法、踝部拄拉法。

（二）拄拉法的作用原理

中医学认为，拄拉法通过关节屈伸、旋转、拄拉的动作，使粘连松解、绞索解除、肌筋归槽、错缝复位，使局部筋脉气血运行畅通，促进瘀血肿胀消散，从而起到矫正错位、理顺肌筋的作用。

现代医学认为，拄拉法通过关节的屈伸、旋转，让关节周围肌肉、韧带缓慢柔和地做被动拉伸和收缩运动，从而改善关节周围肌肉、韧带的紧张度和痉挛状态，恢复软组织的张力，恢复关节周围肌肉、韧带的正常伸展形态和功能；通过关节的屈伸、旋转，刺激关节中的本体感觉器，促进关节液流动和代谢，从而改善局部营养供给，加快软组织的新陈代谢，同时拄拉的动作被动使关节间隙发生瞬间的变化，可以纠正关节错缝，松解粘连，从而起到恢复关节活动的作用。

（三）拖拉法的操作步骤

拖拉法多应用于腕关节、髋关节、踝关节等在矢状面、冠状面和水平面均具有活动范围的关节。因本手法属复合性手法，需根据患者的年龄，关节病损、病程、损伤或粘连程度，因人、因时、因病应用本手法。

操作要领如下。

①施术者固定手与操作手的握点应放置准确，助手的固定手握点应放在伤肢上端关节近侧的近端（支点），施术者操作手的握点应放在关节远端。施术者两手均为操作手，但要注意两手配合，紧贴皮肤，握紧不打滑。

②根据受术关节状态确定关节屈伸、环转、拖拉的幅度和范围。受术关节屈伸、环转、拖拉的范围界定在起始位至病理位之间，最大可达到最大被动病理位，不可强行超越生理活动范围。正常关节的屈伸、环转、拖拉的范围界定在起始位到功能位之间，最大可达到最大被动功能位，但不可强行超越此位点。

③动作缓慢柔和，忌暴力，关节的屈伸、旋转、拖拉的动作幅度应由小到大，使关节间隙发生瞬间的变化，出现弹响声，此时手法应立即停止，动作最多可重复三次，以免症状加重。

（四）拖拉法的临床应用

1.腕部拖拉法

在患者腕关节上端固定的情况下，施术者用手握住患者腕关节远端，做包括腕关节屈伸、环转、拖拉在内的复合手法，称腕部拖拉法。

（1）腕部扽拉法操作规范

①患者正坐并充分放松后，五指自然伸直，掌心向下。

②助手站在患者侧后方，双手合握住其前臂下端近腕关节处。

③施术者站患者前方，双手合握住其手掌近腕关节处。

④施术者和助手配合缓慢柔和地做腕关节的掌屈、背伸运动。

⑤施术者和助手配合再缓慢柔和地做腕关节顺时针或逆时针方向的环转运动。

⑥找到合适角度或手下感觉腕关节松弛时，两者配合做腕关节扽拉的动作，使腕关节关节间隙发生瞬间的变化，出现弹响声，感觉有响声时，手法即停。

⑦动作最多可重复三次，以免症状加重。

腕部扽拉法手法操作见图6。

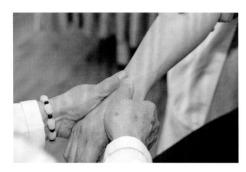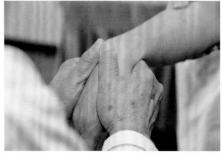

图 6　腕部扽拉法手法操作

（2）腕部扽拉法适应证

①各种因暴力或慢性劳损等原因造成的腕关节扭伤及劳损、腕管综合征、桡骨茎突狭窄性腱鞘炎、手舟骨损伤、三角软骨盘损伤等。

②腕部机体损伤后出现肿胀、瘀血、疼痛等。

③外伤后腕关节处出现关节活动受限、异常弹响。

④损伤日久，筋脉失于濡养，导致腕关节周围肌肉韧带出现不同程度粘连。

⑤腕关节骨折后出现关节僵硬、活动受限。

（3）腕部扽拉法禁忌证

①腕关节损伤部位有皮肤破损出血。

②腕部骨折未痊愈。

③有出血倾向的血液病。

④腕关节肿瘤及骨转移，严重骨质疏松。

2. 髋部扽拉法

在患者髋关节上端固定的情况下，施术者用手握住患者髋关节远端，做包括髋关节屈伸、环转、扽拉在内的复合手法，称髋部扽拉法。

（1）髋部扽拉法操作规范

①患者仰卧位充分放松后，双手握紧床边。

②施术者站在患者膝关节外侧，一手握按其膝关节上方，另一手握其小腿下端。

③施术者使患者屈膝屈髋呈 90°，两手协调用力，推动膝关节做顺时针或逆时针的环转运动，带动髋关节做环转运动。

④施术者找到合适角度或手下感觉髋关节松弛时，做髋关节扽拉的动作，使髋关节关节间隙发生瞬间的变化，出现弹响声，感觉有响声时，手法即停。

⑤动作最多可重复三次，以免症状加重。

髋部扽拉法手法操作见图7。

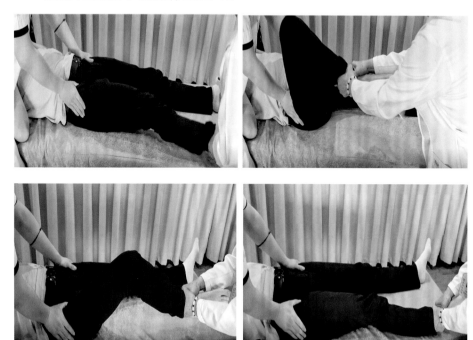

图 7 髋部扽拉法手法操作

（2）髋部扽拉法适应证

①各种因暴力或慢性劳损等原因造成的髋关节疼痛、功能障碍。

②髋部机体损伤后出现肿胀、瘀血、疼痛等。

③外伤后髋关节出现关节活动受限、异常弹响。

④有腰椎间盘突出、骶髂关节错缝等症，损伤日久，筋脉失于濡养，导致髋关节周围肌肉韧带出现不同程度粘连，进而导致双下肢长短不一。

⑤髋关节骨折愈合后出现的关节僵硬、活动受限。

（3）髋部扽拉法禁忌证

①治疗部位有皮肤破损出血。

②髋部骨折未痊愈。

③有出血倾向的血液病。

④妊娠期及产后不久。

⑤骨关节肿瘤及骨转移，严重骨质疏松或年纪过大。

3. 踝部扽拉法

在患者踝关节上端固定的情况下，施术者用手握住患者踝关节远端，做踝关节屈伸、环转、扽拉在内的复合手法，称踝部扽拉法。

（1）踝部扽拉法操作规范

①患者仰卧位充分放松。

②助手站在患者侧后方，双手合握住患者膝关节下端近膝关节处。

③施术者站在患者足侧，一手握住其足跟部，另一手握住其足背前处，两手配合协调，使患者踝关节做背伸、跖屈运动。

④施术者两手反向用力，再让患者踝关节沿顺时针或逆时针方向做环转运动。

⑤施术者找到合适角度或手下感觉踝关节松弛时，做踝关节扽拉的动作，使踝关节关节间隙发生瞬间的变化，出现弹响声，感觉有响声时，手法即停。

⑥动作最多可重复三次，以免症状加重。

踝部扽拉法手法操作见图8。

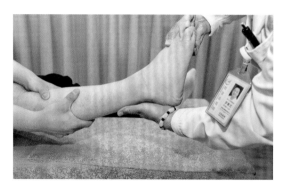

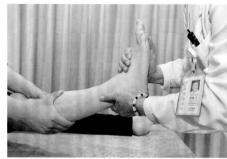
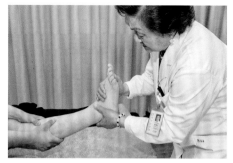

图 8　踝部扽拉法手法操作

（2）踝部扽拉法适应证

①各种因暴力或慢性劳损等原因造成的踝关节扭挫伤，跟腱损伤、急性炎症，踝部骨折愈合后遗症等。

②踝部机体损伤后出现肿胀、瘀血、疼痛等。

③外伤后踝关节处出现关节活动受限、异常弹响。

④损伤日久，筋脉失于濡养，导致踝关节周围肌肉韧带出现不同程度粘连。

⑤踝关节骨折后出现关节僵硬、活动受限。

（3）踝部扽拉法禁忌证

①踝关节损伤部位有皮肤破损出血。

②跟腱、踝关节周围韧带完全断裂，踝关节骨折未愈合。

③有出血倾向的血液病。

④踝关节肿瘤及骨转移，严重骨质疏松或年纪过大。

（五）捯拉法的注意事项

①施术者操作应稳准轻巧，在稳的基础上力度应轻重适宜，灵活，直达病灶。

②施术者在治疗开始和治疗结束时，力度轻重应拿捏得当，治疗后立即辅以较轻柔复贴捋顺的手法，以减轻重刺激后的手法反应，以免气机壅滞，加重病情。

③捯拉法操作时，要求握住伤肢的手不打滑，旋转的动作要缓慢柔和。捯拉时，力度要掌握精准，忌暴力。

④捯拉法动作最多可重复3次，否则会加重病情。

三、八字分筋法

（一）八字分筋法的定义及分类

八字分筋法是指施术者以拇指外展与其余四指分开，双手拇指呈"八"字形放置患处，与肌肉肌腱或者纤维韧带走行方向垂直，双手一左一右交替进行分拨，具有活血化瘀、消肿理筋、松解粘连、整复错位效果的一类手法。根据手法作用部位不同，可分为项部八字分筋法、上肢八字分筋法、腰臀部八字分筋法、下肢八字分筋法及足踝部八字分筋法。

（二）八字分筋法的作用原理

中医学认为，筋骨受损必累及气血，导致气血瘀滞、阻塞经筋，影响关节滑利，从而为肿为痛，《黄帝内经·灵枢·本藏》中说："是故血和则经脉流行，营复阴阳，筋骨劲强，关节清利矣。"通过该手法的分拨作用能引筋归位，使肌筋气血流畅、经脉调和、筋骨强健、关节滑利，从而起到筋柔骨正、消肿理筋、活血化瘀、松解粘连的作用。

现代研究及临床实践表明，通过该手法分拨肌肉韧带，可松解粘连，改善局部软组织张力过高状况，促使毛细血管扩张，改善血液和淋巴循环，使血液粘滞性减低，降低周围血管阻力，推动周围软组织血液运行，加快新陈代谢，减少局部化学因子刺激，从而减少疼痛；同时该手法可以协调小关节上的肌肉收缩运动，改变应力点，使错位失稳的脊柱节段在各轴向的相对位置得到调整，从而改善小关节紊乱，减轻受累神经的压迫刺激症状，改善因小关节应力异常导致的功能障碍。

（三）八字分筋法的操作步骤

①根据受术部位不同，患者可取端坐位、俯卧位及仰卧位。

②施术者站于患者患侧。

③操作时，可双手或单手操作完成，施术时施术者身体前倾，肘关节伸直，以便将上半身重力传至掌根部，拇指外展，余四指并拢自然展开，同时双手拇指呈"八"字形置放于患处，与肌肉肌腱韧带组织走行方向垂直，余四指置于相应的位置作为助力。

④拇指适当用力下压至一定深度，寻找肌筋层面组织，待患者

有疼痛酸胀感时，做与肌纤维或肌腱、韧带、经络成垂直方向的向外拨动动作，双手左右交替或单手横向用力持续进行分拨。

⑤手法要求均匀有序、轻而不浮、重而不滞。

（四）八字分筋法的临床应用

八字分筋法主要用于全身各部位的肌肉、肌腱损伤和筋出槽之症，治疗时常与推拨、牵抖等手法配合选择使用。

1. 项部八字分筋法

（1）项部八字分筋法操作规范

①患者取端坐位。

②助手站于患者前方，施术者站于患者后方。

③助手双手掌侧小鱼际紧贴患者下颌骨下缘向上着力托举牵引头部；施术者身体前倾，一手搭于患者肩上辅助固定，另一手肘关节伸直，以便将上半身重力传至掌根部，拇指与四指外展，余四指置于相应的位置作为助力。

④拇指适当用力下压至一定深度，寻找项部肌筋层面组织，待患者有酸胀感时，做与肌纤维或肌腱、韧带、经络成垂直方向的单向或来回拨动，从远端到患处沿着肌筋走行或者经脉循行方向持续进行分拨，力度由轻到重，以患者耐受舒适为宜。

⑤操作时，手腕放松，手法要持续连贯、用力方向垂直于肌筋组织走行方向。施术时，手法以肌腱松弛为度，一般每个着力点5～10次为宜，频率为每分钟60～80次。

⑥一般重复操作3～5遍，以患处皮肤潮红或者肌肉张力恢复

正常的状态为佳。

⑦整个手法过程要均匀有序，分筋时指下可有弹动感，轻而不浮，重而不滞，切忌指腹和患者皮肤摩擦移动。

⑧施力大小根据治疗部位及中医辨证而定，分筋的方向、角度、幅度根据肌肉的走行方向而定。

项部八字分筋法手法操作见图9。

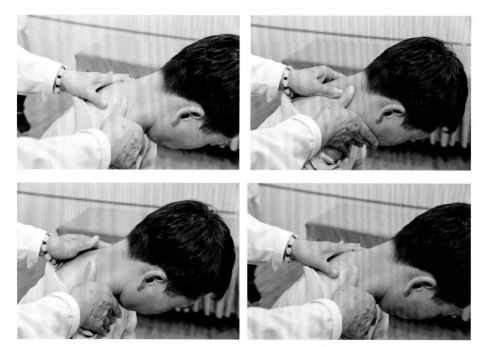

图9　项部八字分筋法手法操作

（2）项部八字分筋法适应证

颈椎病、落枕、颈部劳损、头晕、头痛、失眠等。

（3）项部八字分筋法禁忌证

项部局部皮肤破损、颈椎骨折未愈合、有出血倾向及身体虚弱等。

2. 上肢八字分筋法

（1）上肢八字分筋法操作规范

①患者取端坐位或仰卧位。

②助手和施术者站于患者患侧。

③施术者一手紧握患者患侧手指或腕部沿纵轴方向牵引用力，同时助手双手紧握患者上臂反向牵引，此时施术者另一手拇指与四指外展分开，其余四指置于相应的位置作为助力。

④操作时拇指适当用力下压至一定深度，寻找肌筋层面组织，待患者有疼痛酸胀感时，做与肌纤维或肌腱、韧带、经络成垂直方向的单向或来回拨动，从远端到患处沿着肌筋走行或者经脉循行方向持续分拨肌筋组织，力度由轻到重，以患者耐受舒适为宜。

⑤操作时手腕放松，手法要持续连贯、用力方向垂直于肌筋组织走行方向，施术时手法以肌腱松弛为度，一般每个着力点 5 ～ 10 次为宜，频率为每分钟 60 ～ 80 次。

⑥一般重复操作 5 ～ 6 遍，以患处皮肤潮红或者肌肉张力恢复正常的状态为佳。

⑦整个手法过程要均匀有序，分筋时指下可有弹动感，轻而不浮，重而不滞，切忌指腹和患者皮肤摩擦移动。

⑧施力大小根据治疗部位及中医辨证而定，分筋的方向、角度、幅度根据肌肉的走行方向而定。

上肢八字分筋法手法操作见图 10。

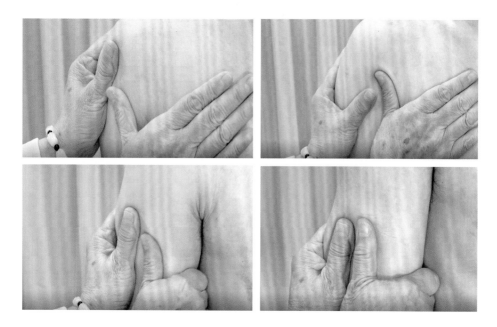

图 10　上肢八字分筋法手法操作

（2）上肢八字分筋法适应证

肩周炎、肱二头肌肌腱炎、肱骨外上髁炎、上肢及手指麻痛、腕关节损伤、腕管综合征及肌腱炎、上肢骨折愈合后功能障碍等。

（3）上肢八字分筋法禁忌证

局部皮肤破损、上肢骨折未愈合、有出血倾向及身体虚弱等。

3. 腰臀部八字分筋法

（1）腰臀部八字分筋法操作规范

①患者取端坐位。

②施术者坐于患者后侧。

③助手站于患者前方，患者双手上搭于助手双肩上，同时助手双手穿过患者腋下环抱患者并稍加用力向上牵引腰椎；施术者坐于

患者后侧，身体前倾，双手肘关节伸直，以便将上半身重力传至掌根部，双手拇指与四指外展，呈"八"字形置放于患处，余四指置于相应的位置作为助力。

④操作时，拇指适当用力下压至一定深度，寻找肌筋层面组织，待患者有疼痛酸胀感时，做与肌纤维或肌腱、韧带、经络成垂直方向的单向或来回拨动，从远端到患处沿着肌筋走行或者经脉循行方向持续横向分拨肌筋组织，力度由轻到重，但不宜过重，以患者耐受舒适为宜。

⑤操作时，手腕放松，手法要持续连贯、用力方向垂直于肌筋组织走行方向。施术时手法以肌腱松弛为度，一般每个着力点5～10次为宜，频率为每分钟60～80次。

⑥一般常常重复操作3～5遍，指下当有弹动感，以患处皮肤潮红或者肌肉张力恢复正常的状态为佳。

⑦整个手法过程要均匀有序，分筋时指下可有弹动感，轻而不浮，重而不滞，切忌指腹和患者皮肤摩擦移动。

⑧施力大小根据治疗部位及中医辨证而定，分筋的方向、角度、幅度根据肌肉的走行方向而定。

腰臀部八字分筋法手法操作见图11。

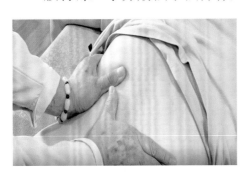
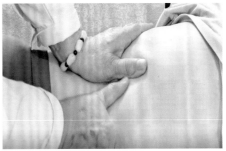

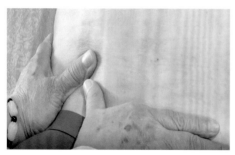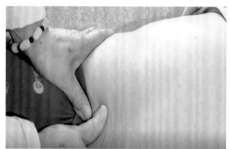

图 11　腰臀部八字分筋法手法操作

（2）腰臀部八字分筋法适应证

腰椎间盘突出症、骶髂关节损伤、腰肌劳损、梨状肌综合征、腰臀筋膜炎等。

（3）腰臀部八字分筋法禁忌证

腰椎及骨盆骨折未愈合、局部皮肤破损、处于妊娠期、有出血倾向及身体虚弱等。

4. 下肢八字分筋法

（1）下肢八字分筋法操作规范

①患者取俯卧位或者仰卧位。

②助手站在患者患侧腿后方，施术者站于患者患侧腿侧方。

③助手双手紧握患者脚踝，使患者下肢沿纵轴方向用力牵引，此时施术者双手拇指呈"八"字形置于患肢，其余四指置于相应的位置作为助力。

④操作时，拇指适当用力下压至一定深度，寻找肌筋层面组织，待患者有疼痛酸胀感时，做与肌纤维或肌腱、韧带、经络成垂直方向的单向或来回拨动，从远端到患处沿着肌筋走行或者经脉循行方

向持续横向分拨肌筋组织，力度由轻到重，以患者耐受舒适为宜。

⑤操作时，手腕放松，手法要持续连贯、用力方向垂直于肌筋组织走行方向，施术时手法以肌腱松弛为度，一般每个着力点5～10次为宜，频率为每分钟60～80次。

⑥常常重复操作10遍，以患处皮肤潮红或者肌肉张力恢复正常的状态为佳。

⑦整个手法过程要均匀有序，分筋时指下可有弹动感，轻而不浮，重而不滞，切忌指腹和患者皮肤摩擦移动。

⑧施力大小，根据部位及中医辨证而定，分筋的方向、角度、幅度根据肌肉的走行方向而定。

下肢八字分筋法手法操作见图12。

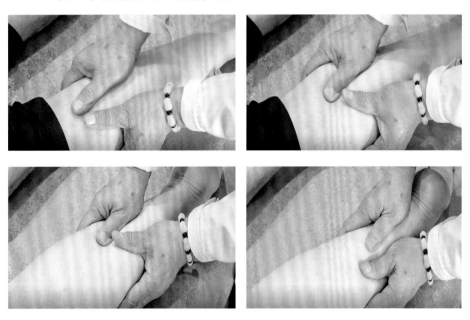

图 12　下肢八字分筋法手法操作

（2）下肢八字分筋法适应证

下肢运动损伤、肌肉痉挛、膝关节疼痛、跟腱损伤、下肢骨折愈合后功能障碍等。

（3）下肢八字分筋法禁忌证

膝关节、跟腱、踝关节周围韧带完全断裂，下肢关节骨折未愈合，局部皮肤破损，有出血倾向及身体虚弱等。

5. 足踝部八字分筋法

（1）足踝部八字分筋法操作规范

①患者取仰卧位。

②施术者站于患侧足后方。

③施术者一手紧握患者足趾，向下牵引用力，另一手拇指与四指外展分开，其余四指置于相应的位置作为助力。

④操作时拇指适当用力下压至一定深度，寻找肌筋层面组织，待患者有酸胀感时，做与肌纤维或肌腱、韧带、经络成垂直方向的单向或来回拨动，从远端到患处沿着肌筋走行或者经脉循行方向持续横向分拨肌筋组织，力度由轻到重，以患者耐受舒适为宜。

⑤操作时，手腕放松，手法要持续连贯，用力方向垂直于肌筋组织走行方向。施术时，手法以肌腱松弛为度，一般每个着力点5～10次为宜，频率为每分钟60～80次。

⑥一般重复操作10遍左右，视患者部位病症而定，以患处皮肤潮红或者肌肉张力恢复正常的状态为佳。

⑦整个手法过程要均匀有序，分筋时指下可有弹动感，轻而不

浮，重而不滞，切忌指腹和患者皮肤摩擦移动。

⑧施力大小，根据部位及辨证而定，分筋的方向、角度、幅度根据肌肉的走行方向而定。

足踝部八字分筋法手法操作见图13。

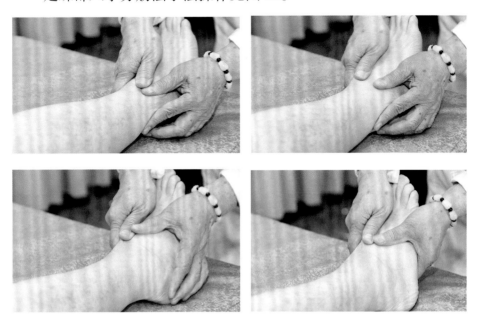

图13　足踝部八字分筋法手法操作

（2）足踝部八字分筋法适应证

足踝关节损伤、跟腱损伤、足底筋膜炎等。

（3）足踝部八字分筋法禁忌证

足踝部皮肤破损、糖尿病足、足踝韧带断裂及骨折未愈合、有出血倾向及身体虚弱等。

（五）八字分筋法的注意事项

①根据患病部位的需要，轻重适度，该用轻手法的时候，不应

用重手法，掌握好手法力度。

②在治疗过程中，无论病情轻重，治疗开始时动作要轻，以消除患者的紧张情绪，使患者能够与施术者密切配合，还可避免浅层组织损伤的诊断遗漏。

③手法操作时，施术部位应层次分明，按照患部的深浅程度与移位程度施术，不宜过重，要重而不滞，重中有巧，以巧力带重力。治疗后期动作要轻，以疏通经络气血，轻而不浮，轻重适当。

④手法过程要求"快"，"快"是指手法纯熟、灵活、轻巧，手法配伍辨证加减得心应手，迅速敏捷，使患者不受痛苦或少受痛苦。尽量达到"法施骤然人不知，患者知痛骨已拢"的要求。

⑤八字分筋法手法刺激性较强，要求辨证准确，寻找筋结痛点准确。

四、指顶法

（一）指顶法的定义及分类

指顶法是指以拇指指端为接触发力点，施术者拇指伸直，其余四指弯曲握拳状，食指指间关节置于食指中节辅助拇指发力，拇指指端作用于受术部位进行由浅入深顶压的手法。指顶法常用于颈肩部、腰臀部、四肢、踝部等，根据手法作用部位的不同，可分为颈项部指顶法、腰臀指顶法、大腿后侧指顶法、踝部指顶法。

（二）指顶法的作用原理

中医学认为，经络筋脉气血运行不畅，壅滞不通，不通则痛。《黄帝内经·举痛论》记载："经络流行不止,环周不休,寒气入经而稽迟,泣而不行,客于脉外则血少,客于脉中则气不通,故卒然而痛。"外伤或感受风、寒、湿邪会导致经脉气血瘀滞、经络气血运行不畅,进而导致疼痛。将指顶法运用于瘀滞经穴处的穴位,可起到疏通经络、调和气血、消肿止痛的作用。

现代医学认为肌肉骨骼疼痛扳机点为骨骼肌纤维中可以触及的易激惹的点。其常见的临床特征表现为按压扳机点时,可以诱发患者出现局部疼痛或者牵涉痛,这种疼痛与患者主诉的疼痛感受相似,按压亦可加重已存在的疼痛;快速按压扳机点,可以诱导局部出现肌肉颤抽反应,该反应是肌纤维的快速收缩导致的;扳机点为骨骼肌筋膜密结点,血运功能差,肌肉功能失调,筋膜紧绷,局部代谢功能差。指顶法作用于扳机点,通过刚柔并济且渗透力强的指力作用,松解其深层肌肉筋膜结节点,促进血液循环,提高肌肉功能代谢,促进炎症吸收代谢,从而达到缓解疼痛的效果。

（三）指顶法的操作步骤

指顶法主要是对"点"的松解,针对不通部位的经络穴位点及肌骨疼痛扳机点进行松解,手法施术时针对不同的部位选取不同的体位,通过复贴法触诊寻找其相应的扳机点,或根据传统中医经络穴道选取相应的穴位进行指顶松解。

操作要领如下。

①患者取端坐位或卧位。

②施术者坐于或站于患者受术部位一侧。

③施术者以一手拇指指端为接触发力点,其余四指弯曲呈握拳

状，食指中节抵住拇指指间关节提高拇指稳定性以便更好发力。

④施术力道由轻到重，由浅入深以达扳机点或穴位深处，患者感到明显酸胀感为宜。

⑤指顶法为复合手法，手法作用到筋结点，可配合挫按法与推拨法使用，以便更好地松解深层肌肉痉挛和筋膜粘连结缔组织。

⑥手法要求协调自如，均匀柔和不滞涩。

（四）指顶法的临床应用

1. 颈项部指顶法

施术者拇指伸直，其余四指弯曲呈握拳状，食指中节抵在拇指侧，沿患者颈项部后侧肌群顶压寻找其疼痛扳机点或颈项部后侧经络穴位，在扳机点或穴位点指顶按压，力道柔和且由浅入深的推进，直达病灶点或穴位深处。

（1）颈项部指顶法手法分类

颈项部指顶法包括颈项部扳机点指顶法和颈项部穴位指顶法。

（2）颈项部指顶法操作规范

①患者取坐位，头稍前屈暴露颈项部。

②施术者站立于患者后方。

③进行颈项部扳机点指顶法（见图14）时，施术者以固定手托患者前额或同侧肩部，操作手沿颈项部颈夹肌、上斜方肌、二腹肌、胸锁乳突肌及肩部肩胛提肌、冈下肌肌腹上行点压松解筋膜结节，在扳机点处着重施术并可配合挫按法与推拨法使用，以便取得更好的治疗效果。

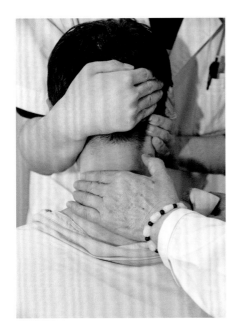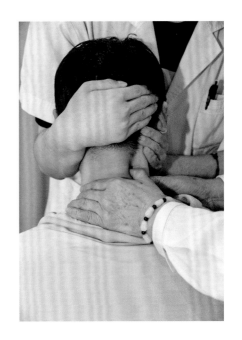

图 14　颈项部扳机点指顶法手法操作

④进行颈项部穴位指顶法（见图 15）时，施术者以固定手托患者前额或同侧肩部，动作手沿颈项部三线，左右风池→肩井，风府→大椎，自下而上选取肩井、缺盆、颈夹脊、天宗、风池、风府等穴位进行垂直顶压，力道柔和且进行缓慢加力。

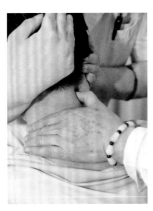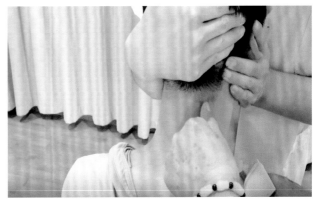

图 15　颈项部穴位指顶法手法操作

⑤施术力度由轻到重，由浅入深以达扳机点或穴位深处，以患者感到明显酸胀感为宜。

⑥手法要求协调自如，均匀柔和不滞涩。

（3）颈项部指顶法适应证

颈肩综合征、肌筋膜炎、肌肉劳损、颈椎关节紊乱及活动障碍、颈性眩晕、头痛等。

（4）颈项部指顶法禁忌证

颈项部皮肤破损、颈椎骨质破坏病变、关节脱位、脊髓损伤等。

2. 腰臀指顶法

患者取俯卧位，施术者沿患者背部肋缘至臀皱襞之间部位的肌肉、筋膜等软组织顶压其疼痛扳机点或经络穴位，以达到松解其扳机点筋节或疏通经络穴道的效果。

（1）腰臀指顶法手法分类

腰臀指顶法包括腰臀部骨骼肌纤维扳机点指顶法和腰臀穴位指顶法。

（2）腰臀指顶法操作规范

①患者采取暴露治疗位置的俯卧位。

②施术者立于患者患侧。

③进行腰臀部骨骼肌纤维扳机点指顶法（见图 16）时，施术者沿腰臀部指顶在髂腰肌、腰方肌、竖脊肌、臀小肌、臀中肌以及臀大肌局部的条索状痛性结节，重压常可引传远处的腰痛或腿痛，并可配合扳拨法使用，以便取得更好的治疗效果。

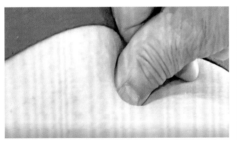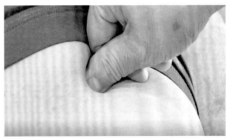

图 16　腰臀部骨骼肌纤维扳机点指顶法手法操作

④进行腰臀穴位指顶法（见图 17）时，施术者选取胃俞、脾俞、肾俞、膈俞、委中、命门、八髎、阿是等穴位柔和指顶。

⑤施术力度由轻到重，由浅入深以达扳机点或穴位深处，患者感到明显酸胀感为宜。

⑥手法要求协调自如，均匀柔和不滞涩。

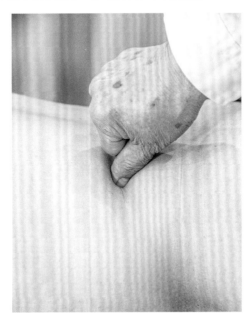

图 17　腰臀穴位指顶法手法操作

（3）腰臀指顶法适应证

腰臀肌筋膜炎、腰肌劳损、第三腰椎横突综合征、梨状肌综合征、棘上或棘间韧带炎等。

（4）腰臀指顶法禁忌证

腰臀部急性炎症、恶性肿瘤、有出血倾向、妊娠期。

3. 大腿后侧指顶法

患者取俯卧位，施术者运用复贴法沿患者大腿后侧肌腹下行触诊，寻找其疼痛扳机点或根据传统中医经络学选取大腿经络穴位进行指顶按压，其目的是松解大腿后侧肌群扳机点筋节，疏通大腿后侧穴道，舒经活络，解痉止痛。

（1）大腿后侧指顶法操作规范

①患者取俯卧位，下肢伸展自然放松。

②施术者站于患者下肢大腿旁。

③施术者运用复贴法触诊患者患侧下肢后侧肌群，主要针对股二头肌（起于坐骨结节，止于非骨头外侧，由 L5-S2 神经支配，主要作用是伸髋关节、屈膝关节并使小腿外旋）、半腱肌（起于坐骨结节，止于胫骨粗隆内侧，由 L5-S2 神经支配，主要作用是伸髋关节，屈膝关节并使小腿内旋）肌腹下行复贴，寻找其疼痛扳机点。点压松解筋膜结节，在扳机点处着重施术并可配合按法与推拨法使用，以便取得更好的治疗效果。

④施术者运用传统中医经络学选取其大腿后侧承扶穴（位于股后区，臀沟的中点处）、殷门穴（大腿后侧，腘横纹下、臀横纹下

7 寸处）、委中穴（腘横纹的中点，在腘窝正中）等穴位。

⑤针对选取的施术点进行指顶松解，手法重复 8 ～ 10 次。

⑥施术力度由轻到重，由浅入深以达扳机点或穴位深处，以患者感到明显酸胀感为宜。

⑦手法要求协调自如，均匀柔和不滞涩，力度从轻到重。

⑧针对扳机点处着重施术，并可配合按法与推拨法使用，以便取得更好的治疗效果。

大腿后侧指顶法手法操作见图 18。

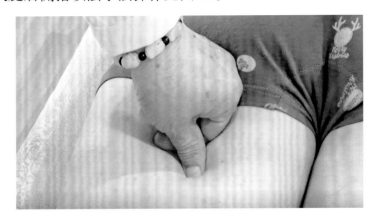

图 18　大腿后侧指顶法手法操作

（2）大腿后侧指顶法适应证

坐骨神经病变、大腿后侧肌肉运动拉伤、肌筋膜炎等。

（3）大腿后侧指顶法禁忌证

下肢运动损伤急性期、下肢骨折未愈合、有出血倾向等。

4. 踝部指顶法

施术者环绕患者踝关节前侧及内外侧关节间隙进行指顶，松解踝部距腓韧带，力度渗入关节囊。选取解溪、丘墟、昆仑、仆参、申脉等穴位进行穴位指顶，疏通穴道，从而起到消肿止痛的作用。

（1）踝部指顶法操作规范

①患者取仰卧位或俯卧位，下肢伸展踝部放松。

②施术者端坐于患者受术踝部旁。

③施术者一手固定受术踝部，另一手以复贴法触诊受术踝部距腓韧带，寻找其韧带间的疼痛扳机点。

④施术者运用传统中医经络学选取足踝部解溪、丘墟、昆仑、仆参、申脉等穴位。

⑤针对以上选取的施术点进行指顶松解，手法重复 8 ～ 10 次。

⑥施术力度由轻到重，由浅入深以达扳机点或穴位深处，以患者感到明显酸胀感为宜。

⑦施术过程中，可配合挫按法、复贴法、转摇法使用，治疗效果更佳。

踝部指顶法手法操作见图 19。

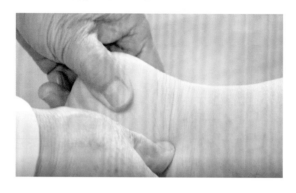

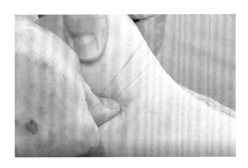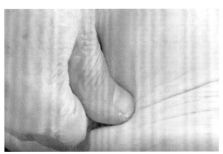

图 19　踝部指顶法手法操作

（2）踝部指顶法适应证

踝关节扭伤、慢性踝关节不稳定、踝关节软骨损伤、跟痛症等。

（3）踝部指顶法禁忌证

踝部骨折未愈合、肌腱断裂。

（五）指顶法的注意事项

①切记要把食指指间关节置于食指中节辅助拇指发力，以免损伤拇指。

②切记力度由轻到重，由浅入深以达扳机点或穴位深处，不可暴力。

③手法要求协调自如，均匀柔和不滞涩。

④指顶法须配合复贴、捋顺等手法的应用。

五、转摇法

（一）转摇法的定义及分类

转摇法是指施术者以患者患肢关节为轴心，沿关节运动轴的方向，自起始位至最大被动病理位或最大被动功能位的运动区位（即摇动区位）内，使患肢做被动、缓和的顺时针或逆时针环转运动的关节摇动类手法。根据作用部位不同，可分为摇肩法、摇腕法、摇髋法及摇踝法。

（二）转摇法的作用原理

中医学认为，"宗筋主束骨而利机关也""诸筋者，皆属于节"，说明人身关节及其运动离不开筋的束缚和滑利。《黄帝内经·素问·调经论》曰："志有余则泻然筋血者，不足则补其复溜……病在筋，调之筋；病在骨，调之骨。"转摇法通过屈伸摇动关节，松动关节周围粘连，具有引筋归本、整复错缝、滑利关节的作用。

现代医学认为，转摇法通过转摇关节，使关节的运动区位转摇至最大角度，并在运动过程中对关节进行旋转、牵引、挤压。其中，旋转手法解除关节周围肌肉、韧带的痉挛，牵引手法可暂时增加关节间隙以利于整复关节错缝，挤压手法有利于刺激本体感觉和促进关节液交换、循环，而在转摇过程中产生的热量有助于打破粘连所致的黏附交联，改善细胞外基质（ECM）黏度，从而改善关节活动度。

（三）转摇法的操作步骤

转摇法多应用于肩关节、腕关节、髋关节及踝关节等在矢状面、冠状面和水平面均具有较大活动范围的关节。因本手法属复合连环动作，需根据患者的年龄、关节病损的病程、损伤或粘连程度，因人、因时、因病制宜。在操作时，嘱患者充分放松后，施术者的手法力量应从轻到重、活动范围应由小至大。

操作要领如下。

①固定手与操作手的握点应放置准确。助手的固定手握点应放在受术关节近侧的近端（支点）；施术者的操作手的握点应放在关节远端，施术者的两手均为操作手，但要注意两手配合。

②根据受术关节状态确定摇动幅度和范围。病态关节摇动范围界定在起始位至病理位之间，最大可达到最大被动病理位，不可强行超越。正常关节的摇动范围界定在起始位到功能位之间进行，最大可达到最大被动功能位，但不可强行超越此位点。

③动作和缓，摇动速度宜慢，摇动幅度应由小到大。

（四）转摇法的临床应用

1.摇肩法

肩关节主要由盂肱关节、肩胛胸壁关节、肩锁关节和胸锁关节构成。肩关节的运动通常是以上四个关节协同完成的，因此衍生出了摇肩法的不同类别。

（1）摇肩法手法分类

摇肩法包括托肘屈伸摇肩法、水平屈伸摇肩法、展收摇肩法、旋转摇肩法、握臂环转摇肩法、托肘环转摇肩法、握手环转摇肩法。

（2）摇肩法操作规范

①托肘屈伸摇肩法（见图20）：患者取正坐位，施术者站其体侧，固定手按压在患者肩峰处，操作手托握住其肘部，沿额状轴方向做由前向后、由后向前的往返屈伸运动。

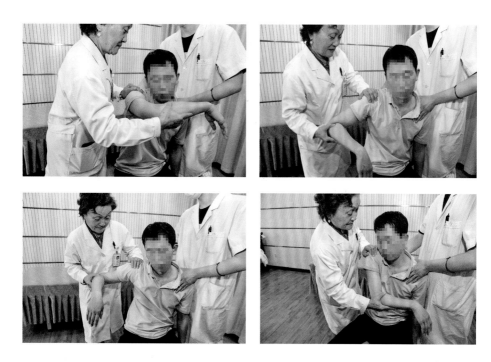

图 20   托肘屈伸摇肩法手法操作

　　②水平屈伸摇肩法（见图 21）：患者取正坐位，施术者站其侧后方，固定手按压在患者肩峰处，操作手握托住其肘关节，在肩关节外展呈 90° 的姿势下，使肩关节做由前向后或由后向前的水平屈伸运动。

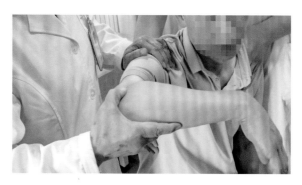

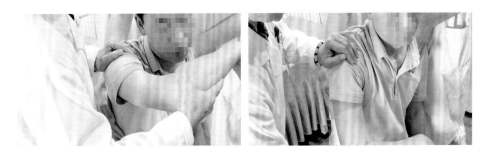

图 21　水平屈伸摇肩法手法操作

③展收摇肩法（见图 22）：患者取正坐位，施术者站其侧后方，固定手按压在患者肩峰处，操作手握住其肘后方，沿矢状轴方向，做肩关节的外展、内收运动。

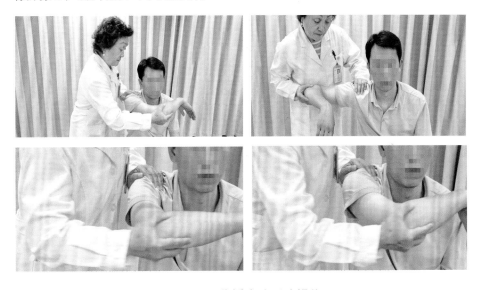

图 22　展收摇肩法手法操作

④旋转摇肩法（见图 23）：患者取正坐位，施术者站其侧前方，固定手握其肘关节，操作手握其腕关节，沿肩关节垂直轴方向，使肩关节做内、外旋转运动。

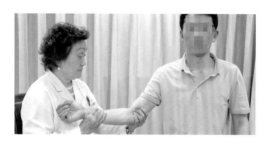

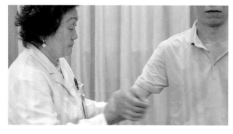
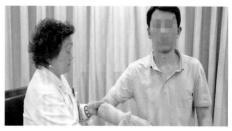

图 23   旋转摇肩法手法操作

⑤握臂环转摇肩法（见图 24）：患者取正坐位，施术者站其后方，一手扶按其肩部以固定，另一手握住其上臂部。两手协调用力，使肩部在上肢上举的体位下做缓慢的环转运动。

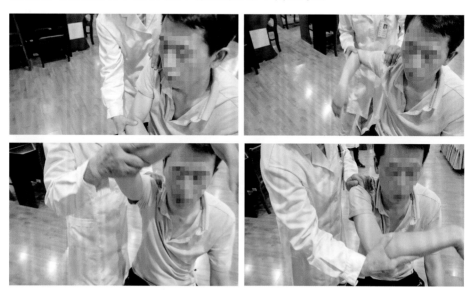

图 24   握臂环转摇肩法手法操作

⑥托肘环转摇肩法（见图 25）：患者取正坐位，施术者站其体侧，固定手按压在其肩峰处，操作手托握住其肘部，沿顺时针或逆时针方向环转摇动肩关节。

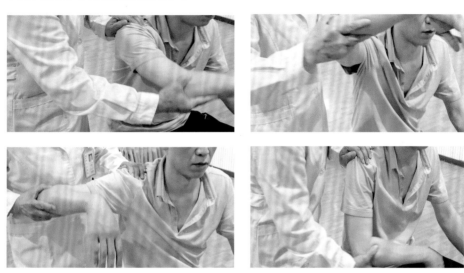

图 25　托肘环转摇肩法手法操作

⑦握手环转摇肩法（见图 26）：患者取正坐位，施术者站其侧后方，固定手按压在其肩峰上，操作手握其手掌，使肩关节做由前向后或由后向前的环转运动。

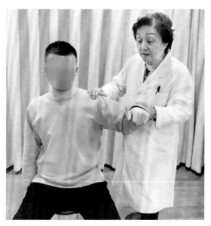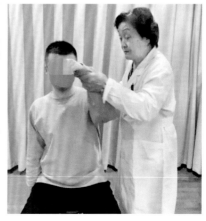

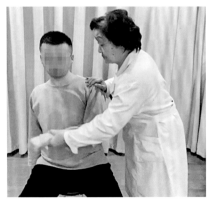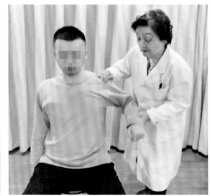

图 26　握手环转摇肩法手法操作

（3）摇肩法适应证

肩周炎（冻结肩）、肱二头肌长头肌腱炎、肱二头肌短头肌腱炎、冈上肌腱炎、冈上肌腱钙化、肩峰下滑囊炎、肩部筋腱急性扭挫伤或慢性劳损等。

（4）摇肩法禁忌证

肩袖完全断裂、肌腱完全断裂、关节盂唇撕裂伤、肩部骨折未愈合等。

2. 摇腕法

施术者沿受术腕关节各运动轴方向，在摇动区位之间摇动腕关节的手法，称摇腕法。

（1）摇腕法手法分类

摇腕法包括屈伸摇腕法、展收摇腕法及环转摇腕法。

（2）摇腕法操作规范

①屈伸摇腕法（见图 27）：a. 患者取正坐位，施术者坐其前方，

固定手握其前臂下端近腕关节处，操作手握住其四指，做腕关节的掌屈、背伸运动。b.患者正坐，五指自然伸直，掌心向下，施术者坐其前方，双手合握住患者手掌部，助手站在患者侧后方，双手合握住患者前臂下端近腕关节处，两人配合患者做腕关节的掌屈、背伸运动。

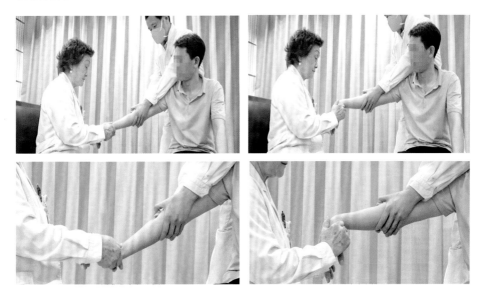

图 27　屈伸摇腕法手法操作

②展收摇腕法（见图 28）：a.患者取正坐位，施术者坐其前方，固定手握其前臂下端近腕关节处，操作手握住其四指，做腕关节的内收、外展运动。b.患者正坐，五指自然伸直，掌心向下，施术者坐其前方，双手合握住患者手掌部，助手站在患者侧后方，双手合握住患者前臂下端近腕关节处，两人配合患者做腕关节的内收、外展运动。

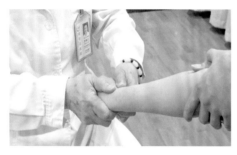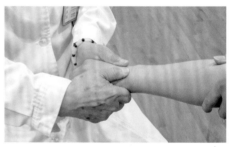

图 28   展收摇腕法手法操作

③环转摇腕法（见图 29）：a.患者取正坐位，施术者坐其前方，固定手握其前臂下端近腕关节处，操作手握住其四指，做腕关节顺时针或逆时针方向的环转运动。b.患者正坐，五指自然伸直，掌心向下，施术者坐其前方，双手合握住患者手掌部，助手站在患者侧后方，双手合握住患者前臂下端近腕关节处，两人配合患者做腕关节顺时针或逆时针方向的环转运动。

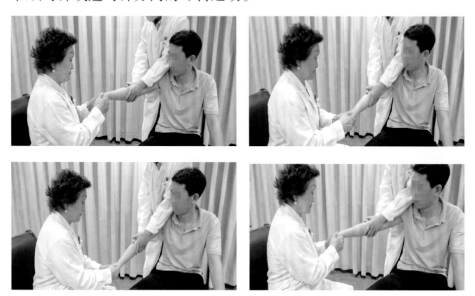

图 29   环转摇腕法手法操作

（3）摇腕法适应证

腕关节扭伤及劳损、桡骨茎突狭窄性腱鞘炎、手舟骨损伤、三角软骨盘损伤、骨折后致腕部运动功能受限。

（4）摇腕法禁忌证

腕部骨折未痊愈、结核、肿瘤。

3. 摇髋法

髋关节是经典的球窝关节，股骨头与髋骨的髋臼形成髋关节，髋骨由髂骨、坐骨和耻骨组成。髋关节活动度非常大，能做屈伸、内收外展、旋转以及环转运动。

（1）摇髋法手法分类

摇髋法包括屈伸摇髋法、展收摇髋法、旋转摇髋法及环转摇髋法。

（2）摇髋法操作规范

①屈伸摇髋法（见图30）：患者取仰卧位，施术者站其膝关节外侧，一手握按其膝关节上方，另一手握其小腿下端，使患者髋关节沿额状轴方向做屈伸运动。

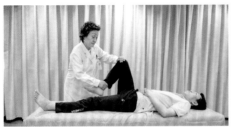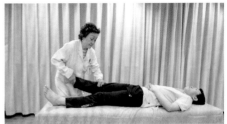

图30　屈伸摇髋法手法操作

②展收摇髋法（见图 31）：患者取仰卧位，施术者站其患侧，固定手按其髋关节外侧大转子上方，操作手托住其膝关节内后侧处，使患者髋关节沿矢状轴方向做展收运动。

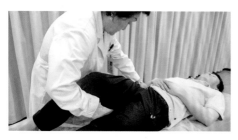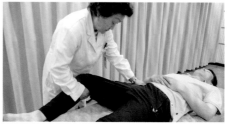

图 31　展收摇髋法手法操作

③旋转摇髋法（见图 32）：患者取仰卧位，且屈髋、屈膝各呈90°，施术者站其一侧，一手按在其膝关节上方，另一手握住其小腿下端，两手配合协调，使患者髋关节沿大腿的垂直轴方向做内外旋转运动。

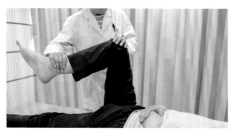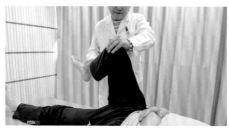
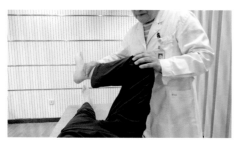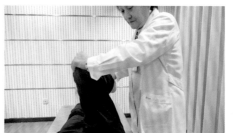

图 32　旋转摇髋法手法操作

④环转摇髋法（见图 33）：患者取仰卧位，且屈髋、屈膝呈90°，施术者站其一侧，一手握住其膝关节上方，另一手握住其小腿下端，两手协调用力，推动患者膝关节做顺时针或逆时针的环转运动，带动髋关节做环转运动。

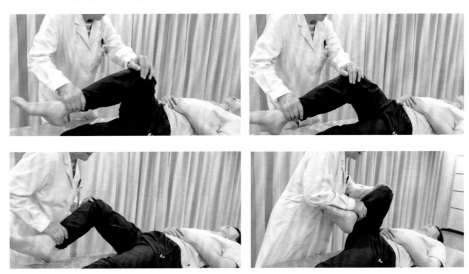

图 33　环转摇髋法手法操作

（3）摇髋法适应证

髋关节炎、弹响髋、臀肌综合征、梨状肌损伤等。

（4）摇髋法禁忌证

髋部骨折未痊愈、股骨头坏死等。

4. 摇踝法

（1）摇踝法手法分类

摇踝法包括屈伸摇踝法、内外摇踝法及环转摇踝法。

（2）摇踝法操作规范

由于距骨滑车前宽后窄，当踝关节跖屈时，较窄的滑车后部进入关节窝内，使其向侧方的内翻、外翻运动范围较大，故做内外摇踝时，要于跖屈位操作。

①屈伸摇踝法（见图34）：患者取仰卧位，施术者坐其足侧，一手握住其足跟部，另一手握住其足尖处，两手配合协调，使患者踝关节沿额状轴方向做背伸、跖屈运动。

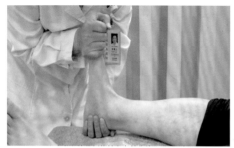
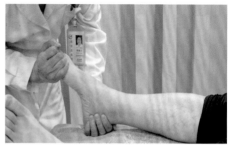

图34　屈伸摇踝法手法操作

②内外摇踝法（见图35）：患者取仰卧位，踝关节处于自然跖屈位。施术者坐患者足侧，一手握住其足跟部，另一手握住其足尖处，两手配合协调，使患者踝关节沿矢状轴方向做内翻与外翻运动。

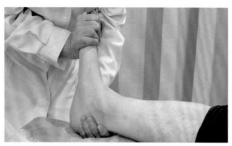
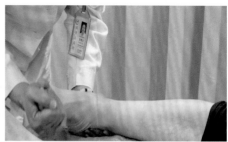

图35　内外摇踝法手法操作

③环转摇踝法（见图 36）：患者取仰卧位，施术者坐其足侧，一手握住其足跟部，另一手握住其足尖处，两手反向用力，沿顺时针或逆时针方向做环转运动，摇动踝关节。

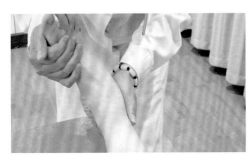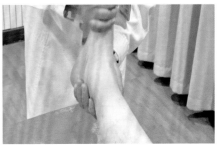

图 36　环转摇踝法手法操作

（3）摇踝法适应证

治疗踝关节扭挫伤，跟腱损伤、急性炎症，踝部骨折后遗症等。

（4）摇踝法禁忌证

跟腱、踝关节周围韧带完全断裂，踝关节骨折未愈合等。

（五）转摇法的注意事项

①摇转的幅度要从小到大。

②摇转幅度的大小，要根据病情，因势利导，适可而止。

③转摇的幅度必须在正常生理许可范围内，或在患者能够耐受的范围内。

④操作时动作柔和，用力平稳，转摇速度宜缓慢。

⑤做转摇手法前，先使用其他手法，将关节周围的软组织放松。

⑥转摇法要讲究技巧，切勿滥用蛮力，以免造成新的损伤。

六、挫按法

（一）挫按法的定义及分类

挫按法是指施术者一手拿住患者关节远端，另一手拇指按在患处进行牵拉屈伸，继而旋转 3 ～ 5 次，在牵拉指趾端的同时，放置于患处的指间节贴在患处瞬间做挫按，使游离、浮起之筋顺归本位，具有消散结节、整复错缝的功效的复合类手法。根据手法作用部位不同，挫按法可分为腕关节挫按法、肘关节挫按法、膝关节挫按法、踝关节挫按法。

（二）挫按法的作用原理

中医学认为，挫按法通过牵拉、屈伸、按压等手法作用在人体患处，能使出槽的筋骨归位，理顺筋结，因此具有消散结节、整复错缝的功效。

现代医学认为，挫按法通过牵拉、屈伸、按压等手法拉长关节周围的肌肉及结缔组织，改变相应肌肉组织的张力，从而消除引起肌肉痉挛和局部疼痛的病理状态，同时改善病变及相关部位的血液循环，促进病变部位水肿的吸收以及各种代谢产物的排出，有利于损伤组织的修复和功能重建。挫按法也通过牵拉、屈伸等手法增宽骨关节的间隙，减轻对关节囊的挤压，纠正关节的对位对线，使关节脱位者整复，骨错缝者合拢，滑膜嵌顿者解除，也可解除小关节周围韧带粘连、改善周围血液循环、促进有害炎症物质吸收。

（三）挫按法的操作步骤

挫按法多应用于肘关节、腕关节、膝关节、踝关节等，因本手法属复合连环动作，需根据患者的年龄，关节病损、病程、损伤或粘连程度，因人、因时、因病制宜。在操作时，嘱患者的充分放松后，施术者的手法力量应从轻到重，活动范围应由小至大。

操作要领如下。

①根据不同的操作部位，患者可取端坐位或仰卧位。

②施术者根据患者的体位及操作部位一般正对患处取端坐位或站立位。

③操作前，施术者用拇指仔细探查患处，寻找游离、浮起的条索、骨棱，确定病灶。

④助手双手紧握关节近端，施术者单手紧握关节远端并固定，两人对向用力以牵伸关节，使出槽之筋紧张。

⑤施术者将操作手的拇指贴置出槽之筋，按而留之，手法力度平稳且持续，后反复牵拉、屈伸、旋转关节以放松关节。

⑥嘱咐患者放松后，施术者固定手将关节远端牵伸，操作手拇指的指间节吸贴于患处，垂直于肌腱走行的方向做瞬间的、短距离的、快速的推按1～3次，手下有感觉或出现弹响时手法即停。

⑦挫按病点要准确，垂直着力，力度要以患者能耐受为度，忌粗暴施术、迅猛用力。

（四）挫按法的临床应用

1. 腕关节挫按法

腕关节是多关节组成的复杂关节，包括桡腕关节、腕骨间关节和腕掌关节，三个关节相互关连（除拇指的腕掌关节外），统称为腕关节。腕关节是完成上肢功能的主要部分，日常生活中容易出现损伤。

（1）腕关节挫按法操作规范

①患者取端坐位。

②施术者端坐于患者前方。

③手法操作前，施术者用拇指仔细探查腕关节患处，寻找游离、浮起之筋或可触及骨棱凸起或有摩擦感的位置，确定病灶。

④助手双手紧握腕关节近端，施术者单手紧握患肢掌处并固定，两人对向用力以牵伸关节。

⑤施术者用操作手的拇指固定出槽之筋处，反复牵拉、屈伸、旋转 3～5 次。

⑥嘱咐患者放松后，施术者固定手将关节远端牵伸，操作手拇指的指间节吸贴于腕关节患处，从垂直于肌腱走行的方向做瞬间的、短距离的、快速的推按 1～3 次，手下有感觉或出现弹响时手法即停。

⑦挫按病点要准确，垂直着力，力度要以患者能耐受为度。

腕关节挫按法手法操作见图 37。

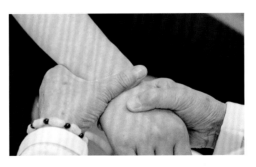

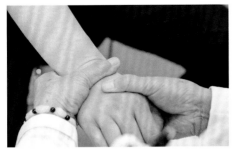
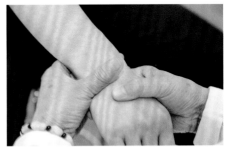

图 37　腕关节挫按法手法操作

（2）腕关节挫按法适应证

腕部急性扭挫伤或慢性劳损、腕关节肌腱腱鞘炎、腕管综合征等。

（3）腕关节挫按法禁忌证

腕部肌腱完全断裂、豌豆骨坏死、腕掌部骨折未愈合等。

2. 肘关节挫按法

肘关节由肱骨下端和桡骨、尺骨上端构成，包括肱尺关节、肱桡关节和桡尺近侧关节，三个关节共同包在一个关节囊内。肱桡关节、肱尺关节与尺桡关节不仅使肘关节具有屈伸功能，又可使桡骨小头发生旋转保持前臂旋前和旋后的功能。

（1）肘关节挫按法操作规范

①患者取端坐位。

②施术者对立于患者患侧。

③操作前,施术者用拇指仔细探查肘关节患处,寻找游离、浮起、回缩之筋结,确定病灶。

④助手双手紧握肘关节近端,施术者单手紧握患肢前臂并固定,两人对向用力以牵伸关节。

⑤施术者将操作手的拇指固定出槽之筋处,反复牵拉、屈伸3～5次。

⑥嘱咐患者放松后,施术者固定手将肘关节远端牵伸,操作手拇指的指间节吸贴于患处筋骨,从垂直于肌腱走行的方向做瞬间的、短距离的、快速的推按1～3次,手下有感觉或出现弹响时手法即停。

⑦挫按病点要准确,垂直着力,用力由轻到重,力度逐渐增加,力度要以患者能耐受为度。

肘关节挫按法手法操作见图38。

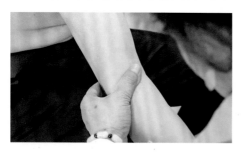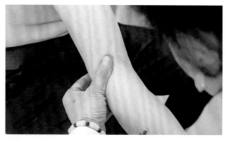

图38　肘关节挫按法手法操作

（2）肘关节挫按法适应证

肱骨外上髁炎症、肱骨内侧髁炎、肱二头肌肌腱炎、肘关节错缝、肘部肌肉急性扭挫伤或慢性劳损等。

（3）肘关节挫按法禁忌证

桡骨小头半脱位、桡侧腕伸肌腱等肌腱完全断裂、韧带撕裂伤、桡骨小头坏死、尺骨鹰嘴骨折、桡骨近端骨折等。

3. 膝关节挫按法

膝关节由股骨内、外侧髁和胫骨内、外侧髁以及髌骨构成，为人体最大且构造最复杂，损伤机会亦较多的关节。

（1）膝关节挫按法操作规范

①患者取仰卧位。

②施术者站于患者患侧。

③操作前，施术者用拇指仔细探查膝关节患处，寻找游离、浮起之筋，确定病灶。

④助手双手紧握膝关节近端，施术者单手紧握患肢胫骨并固定，两人对向用力以牵伸关节。

⑤施术者将操作手的拇指固定压在患部出槽之筋处，反复牵拉、屈伸 3～5 次；必要时可加旋转动作。

⑥嘱咐患者放松后，施术者固定手将膝关节远端牵伸，操作手拇指的指间节吸贴于膝关节出槽之筋处，从垂直于肌腱走行的方向做瞬间、短距离的推按 1～3 次，手下有感觉或出现弹响时手法即停。

⑦挫按病点要准确，垂直着力，力度要以患者能耐受为度。

膝关节挫按法手法操作见图 39。

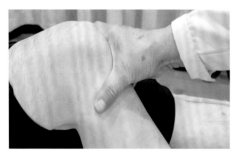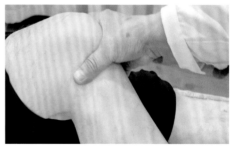

图 39　膝关节挫按法手法操作

（2）膝关节挫按法适应证

膝关节骨性关节炎、膝关节半月板损伤、膝关节韧带损伤、膝盖滑膜炎等。

（3）膝关节挫按法禁忌证

膝关节肿瘤、膝关节韧带断裂、髌骨头坏死、膝关节骨折未愈合等。

4. 踝关节挫按法

踝关节由胫骨、腓骨下端的关节面与距骨滑车构成，又称距骨小腿关节。胫骨的下关节面及内、外踝关节面共同形成的"门"形的关节窝，容纳距骨滑车（关节头），由于滑车关节面前宽后窄，当足背屈时，较宽的前部进入窝内，关节稳定；在跖屈时（如走下坡路），滑车较窄的后部进入窝内，踝关节松动且能作侧方运动，此时踝关节容易发生扭伤，其中以内翻损伤最多见。

（1）踝关节挫按法操作规范

①患者取仰卧位。

②施术者站于受术者患侧。

③操作前，施术者用拇指仔细探查踝关节患处，寻找压痛点及游离、浮起之筋，确定病灶。

④助手双手紧握踝关节近端，施术者单手紧握患肢足背部并固定，两人对向转摇以松解踝关节。

⑤施术者将操作手的拇指固定踝关节出槽之筋处，反复牵拉、屈伸、旋转3～5次。

⑥嘱咐患者放松后，施术者固定手将患肢足背部牵伸，操作手拇指的指间节吸贴于踝关节出槽之筋处，从垂直于肌腱走行的方向做瞬间、短距离的推按1～3次，手下有感觉或出现弹响时手法即停。

⑦挫按病点要准确，垂直着力，力度要以患者能耐受为度。

踝关节挫按法手法操作见图40。

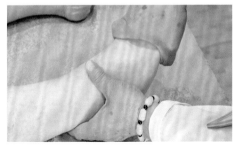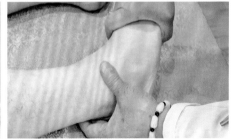

图40 踝关节挫按法手法操作

（2）踝关节挫按法适应证

踝关节肌腱腱鞘炎、踝管综合征、踝关节韧带撕裂伤、踝部急性扭挫伤或慢性劳损等。

（3）踝关节挫按法禁忌证

踝关节韧带断裂，距骨坏死，跟骨骨折、舟状骨骨折未愈合等。

（五）挫按法的注意事项

①此手法属复合连环动作手法，应配合连贯自如，切勿使用暴力。

②挫按病点要准确，垂直着力。

③按法的力度要以患者能耐受为度。

④此手法易造成创伤加重，按的力度与方向要掌握精准。

七、扳拨法

（一）扳拨法的定义及分类

扳拨法是指以助手双手固定患者肢体远端，施术者治疗手拇指掌面紧贴受术部位，其余四指并拢微弯曲呈虚式，拇指指间关节放在病点，顺肌筋走形方向，将错位、偏歪、隆起的部位横拨顺正，具有矫正错缝、松解粘连、通络止痛功效的一类手法。根据作用部位不同，可分为颈椎扳拨法、肩关节扳拨法、腰椎扳拨法、踝关节扳拨法。

（二）扳拨法的作用原理

中医学认为，筋骨相近，伤筋必及骨，伤骨必损筋，指出"筋出槽，骨错缝"的基本内涵。《难经》记载："四伤于筋，五伤于骨。"筋骨损伤日久，筋脉失于濡养，可造成关节周围韧带不同程度的粘连，使关节失去正常的活动范围。《医宗金鉴·正骨心法要旨》指出："按其经络，以通郁闭之气，摩其壅聚，以散瘀结之肿，其患可愈。"阐明机体损伤后出现肿胀、瘀血、疼痛，通过理筋、顺筋之法，可使气血畅通、肿胀消除。扳拨法操作时顺肌筋走行方向，将错位、偏歪、隆起的部位横拨顺正，能改善病灶局部软组织的微循环，改善局部的缺血缺氧状态，从而起到矫正错缝、松解粘连、通络止痛的作用。

现代医学认为，扳拨法通过牵伸肢体远端，使关节肌肉处于放松状态，操作时配合肢体旋转，通过机械力作用于病变部位关节、肌肉、肌腱上，能改善病变部位及远端部位血液淋巴循环及微循环障碍，促进病变部位水肿、血肿及各种代谢产物的吸收，改善组织缺血缺氧状态，也可以解除关节周围肌肉、韧带的痉挛。同时扳拨法可增加关节间隙，为关节活动提供空间；也可分离筋膜、滑囊的粘连，松解肌腱及韧带，恢复其弹性和牵张力；使关节、肌腱各归其位，解除骨错缝、筋出槽对组织的牵拉、扭转、压迫和刺激，使肿胀疼痛消失。

（三）扳拨法的操作步骤

扳拨法多应用于颈椎、肩关节、腰椎、踝关节。因本手法属复合动作，需根据患者的年龄，关节病损的病程、损伤或粘连程度，因人、因时、因病制宜。

操作要领如下。

①患者取坐位。

②施术者取站立位，立于患者患侧后方或同侧。

③嘱患者充分放松后，助手双手固定肢体远端，使受术部位处于牵伸状态；施术者拇指掌面紧贴患者皮肤，其余四指并拢微弯曲呈虚式，拇指指间关节放在受术部位，顺肌筋走行方向，将错位、

偏歪、隆起的部位横拨顺正，若拇指下有滑动感，手法停止。操作时用力不要过大。

④手法力量从轻到重，力度以患者能耐受为度，活动范围由小至大。

⑤操作手手指指腹不能在表皮摩擦移动，如筋归本位时手下可有弹动感。

⑥扳拨法是瞬时用力，全程短暂、迅速，时机把握要准确，力度要适当，收力要及时。

⑦不可强求关节的弹响声，扳拨 2～3 次即可，以免造成损伤，带来不良后果。

（四）扳拨法的临床应用

1. 颈椎扳拨法

颈椎由七块颈椎骨组成，除第一、第二颈椎外，其他颈椎之间都夹有一个椎间盘，加上第七颈椎和第一胸椎之间的椎间盘，颈椎共有 6 个椎间盘。除第一、第二颈椎结构特殊外，其余颈椎与胸椎、腰椎大致相似，均由椎体、椎弓、突起（包括横突、上下关节突和棘突）等基本结构组成。椎体在前，椎弓在后，两者环绕共同形成椎孔。所有的椎孔相连就构成了椎管，脊髓就容纳其中。颈椎是脊柱椎骨中体积最小、灵活性最大、活动频率最高、负重较大的节段。

（1）颈椎扳拨法操作规范

①患者取坐位，暴露颈部。

②施术者站立在患者身后。

③施术者一手扶患者额部，将其头部推向健侧前方，另一手拇指触压在偏歪棘突旁，或触之向后突起旁凹陷处，放在头部的手轻轻向前，向突出的一方回旋直至后仰头位，同时置于棘突的拇指向健侧推拨棘突，两手同时用力，若拇指下有滑动感，手法停止，用力不要过大。

④手法力量从轻到重，活动范围由小至大。

⑤扳拨2～3次即可。

颈椎扳拨法手法操作见图41。

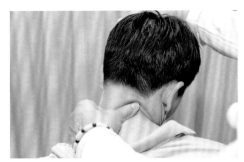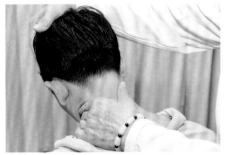

图41 颈椎扳拨法手法操作

（2）颈椎扳拨法适应证

神经根型、椎动脉型、交感型颈椎病，颈椎小关节紊乱，颈性眩晕，经罗氏手法检查后有椎体棘突偏歪压迫患侧神经根、椎动脉。

（3）颈椎扳拨法禁忌证

诊断尚不明确的急性颈椎损伤伴有脊髓损伤症状、颈椎骨折未愈合期、颈椎结核、强直性脊柱炎、局部皮肤破损。

2. 肩关节扳拨法

肩关节主要由盂肱关节、肩胛胸壁关节、肩锁关节和胸锁关节构成。肩关节的运动通常是以上 4 个关节协同完成的。

（1）肩关节扳拨法操作规范

①患者取端坐位。

②施术者站立于患者患侧前方，助手半跪于患侧。

③助手双手置于患侧肘关节处，向下稍用力牵伸患上肢；施术者双手拇指掌面紧贴患侧肩关节，其余四指并拢微弯曲呈虚式，拇指指间关节放在肩关节病点、筋结点，配合患侧肩关节旋转，顺肌筋走行方向进行扳拨，扳拨结束后沿肌肉走向推捋患侧肩关节。

④手法力量从轻到重，肩关节活动范围由小至大。

⑤扳拨 3 ～ 5 次即可。

肩关节扳拨法手法操作见图 42。

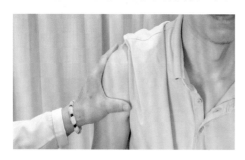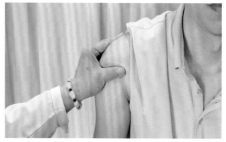

图 42　肩关节扳拨法手法操作

（2）肩关节扳拨法适应证

肩周炎（冻结肩）、肱二头肌长头肌腱炎、冈上肌腱炎、冈上肌腱钙化、肩峰下滑囊炎、肩部筋腱急性扭挫伤或慢性劳损等。

（3）肩关节扳拨法禁忌证

肩袖完全断裂、肌腱完全断裂、关节盂唇撕裂伤、肩部骨折未愈合、局部皮肤破损等。

3.腰椎扳拨法

腰椎椎体粗壮，横截面呈肾形，椎孔呈三角形。上、下关节突粗大，关节面呈矢状位。上关节突的后缘有一卵圆形的隆起，称乳突。棘突宽而短，呈板状，水平伸向后方。各棘突之间的间隙较宽。

（1）腰椎扳拨法操作规范

以右侧腰部扳拨为例。

①患者端坐于特制治疗椅上，腰部放松，背部对于施术者。

②助手立于患者左前方，施术者端坐于患者右后方。

③助手用双腿夹住患者左大腿使其固定，两手置于其左肩胛外侧；施术者以左手拇指顶推于偏歪的棘突旁，右手穿过患者的右腋下方，将前臂抵住腋下，上臂从患者右肩上方绕过，将手掌抵住患者项部；患者将头略压低，双足用力置于地面，臀部保持不动；施术者右手扶住患者上身，嘱患者向右后方旋转至最大程度，用力顿挫，使患者身体向后内侧旋转，施术者用左手拇指顺势向左上顶推间盘突出位置，并用右膝抵住右臀外上处，同时助手顺势轻推患者左肩胛，三部位同时发力，借肋两个杠杆作用同时反向发力。发力后感觉指部和膝部轻微错动，出现弹响声，即可。

④腰椎扳拨时要掌握控制腰椎的旋转幅度，注重施术者、助手和患者之间的相互配合。

⑤腰椎扳拨2～3次即可，不追求一定要出现弹响声。

腰椎扳拨法手法操作见图43。

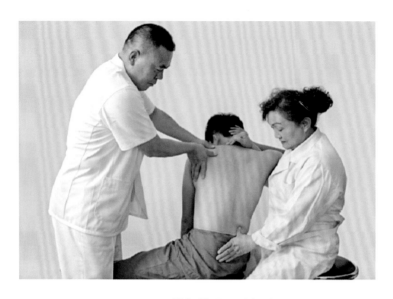

图 43　腰椎扳拨法手法操作

（2）腰椎扳拨法适应证

治疗急性腰扭伤、慢性大腰肌劳损、腰椎间盘突出症、腰椎后关机紊乱等。

（3）腰椎扳拨法禁忌证

腰椎骨折未痊愈、腰椎结核、妊娠期、局部皮肤破损。

4. 踝关节扳拨法

（1）踝关节扳拨法操作规范

①患者取坐位，患下肢平放治疗床上。

②施术者站立于患者患侧脚踝旁。

③施术者一手握住患侧足跗部，另一手拇指置于患侧踝关节前方，其余四指并拢微弯曲呈虚式托患侧足跟部，拇指指间关节放在踝关节前方病点、筋结点，配合踝关节做侧向运动、屈伸，顺肌筋

走行方向进行扳拨，扳拨结束后沿肌肉走向复贴，按压、捋顺患处。

④手法力量从轻到重，关节活动范围由小至大。

⑤扳拨3～5次即可。

踝关节扳拨法手法操作见图44。

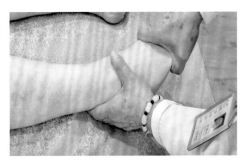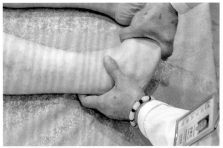

图44　踝关节扳拨法手法操作

（2）踝关节扳拨法适应证

踝关节软组织损伤、踝关节骨错缝、关节活动不利等。

（3）踝关节扳拨法禁忌证

踝关节部骨折未愈合、局部皮肤破损等。

（五）扳拨法的注意事项

①扳拨法操作时，用力短暂，发力要快，力度恰当，时机要准，收力及时。

②不强求出现关节弹响声。

③操作时，应根据不同关节的活动范围和运动方向，因势利导，不能超越关节的生理功能。

④力度大小以患者耐受为度，横拨顺正时注意方向，有控制的拨动，忌暴力操作。

八、拿捏法

（一）拿捏法的定义及分类

拿捏法是指施术者运用单手或双手的拇指和其余四指并拢微屈指腹相对用力内收，拿捏住治疗部位的肌肉、结缔组织后，沿垂直肌肉、结缔组织走向向上提起至极限再缓慢放下，指腹沿着肌肉及经络走向在患处及周围组织进行拿捏局部筋肉的手法。根据手法作用部位不同，可分为项部拿捏法、肩部拿捏法、上肢拿捏法、下肢拿捏法。

（二）拿捏法的作用原理

中医学认为，通过拿捏法治疗部位及周边的皮部、筋经、穴位，松解局部筋经，激发局部经气，气行则血行，从而加速气血运行，气血通畅可以减轻局部血瘀、肿胀，故局部则不瘀、不肿、不痛，起到松肌舒筋、活血消肿、解痉止痛、驱寒等作用。

现代医学认为，直接拿捏治疗部位的肌肉及周边的结缔组织，对局部组织有加压与牵拉的作用，能促进肌纤维的收缩和伸展活动，可以解除局部肌肉痉挛，松解局部结缔组织的粘连，缓解疼痛；通过手法还可改变拿捏处组织的局部压力，促进炎性介质分解、稀释，使局部水肿、血肿吸收；通过拿捏肌纤维及结缔组织促进局部肌肉血液循环，改善肌肉的营养代谢，增强肌肉张力、弹力和耐力，可避免行转摇、拽拉、挫按等矫正手法时对肌肉及结缔组织造成二次损伤。

（三）拿捏法的操作步骤

拿捏法多直接作用于局部肌肉及结缔组织处，在操作时，根据患者的病损、病程、损伤或粘连程度，因人、因时、因病控制拿捏力度。

操作要领如下。

①患者取端坐位、卧位。

②施术者站立于患者患侧。

③操作时腕部要放松，拇指与余四指指腹着力治疗部位两侧，忌指尖内扣。

④拇指与其余四指指腹着力于治疗部位之后，拇指与其余四指指腹合力拿捏、提起（患者可承受的极限范围），然后再缓慢放开拇指与其余四指所抓握的组织，使其回复原位，此操作为拿捏手法的一次完整的流程。

⑤在整个手法操作过程中，施术者指腹和患者皮肤不可以发生摩擦。

⑥在整个治疗过程中，手法动作要灵活、持续、连贯，手腕放松，手法频率以每分钟 60 ～ 80 次为宜。

⑦治疗手法从远端到患处，沿着肌肉、经络、筋经走向进行，力度宜由轻到重，以患者耐受舒适为宜，动作连贯，切记勿突然使用暴力。

⑧一般重复操作 3 ～ 5 遍，以患处皮肤潮红或者肌肉张力恢复正常的状态为佳。

⑨拿捏法常作为治疗中的准备手法和结束手法。

（四）拿捏法的临床应用

拿捏法多应用于项部、肩部、四肢等处的肌肉丰厚的部位。

1. 项部拿捏法

项背部肌肉丰厚，是连接头部和躯干的枢纽，长期伏案及固定动作易导致项部劳损，加上项部易受风寒外邪侵袭，内外感召，继而发病。在中医学中项部又为"诸阳之会"所在之处，通过拿捏项背部可起到松肌舒筋、活血消肿、解痉止痛、驱寒等作用。

（1）项部拿捏法操作规范

①患者取端坐位，头部向前屈曲呈30°。

②施术者站立于患者左侧或右侧。

③施术者以右手拇指指腹置于患者项部横突上方斜方肌外侧缘，同时其余四指指腹置于对侧项部横突上方的斜方肌外侧缘，拇指与其余四指同时发力拿捏后，沿垂直项部肌群走行方向提起所拿捏肌肉，随即缓慢放开所拿捏肌肉，使其回复原位，提捏力度以患者能耐受为度。

④手法从上到下进行拿捏（第一颈椎至第七颈椎）。

⑤整个拿捏过程手法动作要灵活、持续、连贯，以每分钟60～80次为宜，重复操作10遍左右，可因人、因时、因证而宜，以患处皮肤潮红、皮温回升或者肌肉张力恢复正常的状态为佳。

项部拿捏法手法操作见图45。

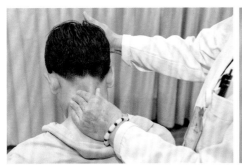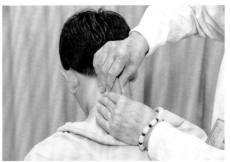

图 45 项部拿捏法手法操作

（2）项部拿捏法适应证

颈椎病、落枕、颈部劳损、头晕、头痛、失眠、项背部结缔组织增厚、风寒感冒等。

（3）项部拿捏法禁忌证

项部局部皮肤破损、颈椎骨折未愈合、有出血倾向及身体虚弱等。

2. 肩部拿捏法

肩部是人体关节中比较容易损伤的部位，通过拿捏肩部，可以有效降低肌肉的张力和痉挛，改善局部血运，具有松肌舒筋、活血消肿、解痉止痛的作用。

（1）肩部拿捏法操作规范

①患者取端坐位或者侧卧位。

②施术者站立于患者后侧。

③施术者以双手右手拇指指腹置于肩部斜方肌后侧肌腱移行处，同时其余四指指腹置于双侧肩部斜方肌前缘对捏，稍加对捏压

力后垂直肩部部斜方肌走行方向向上提起所拿捏肌肉，随即缓慢放下所拿捏肌肉，使其回复原位，提捏力度以患者承受极限范围为度。

④在整个拿捏过程中手法动作要灵活持续连贯，以每分钟60～80次为宜，重复操作3～5遍。

肩部拿捏法手法操作见图46。

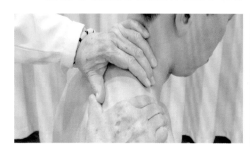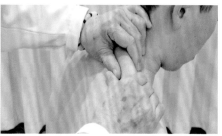

图 46　肩部拿捏法手法操作

（2）肩部拿捏法适应证

肩颈部酸累、肩周炎、颈椎病等。

（3）肩部拿捏法禁忌证

局部皮肤破损、体虚、孕期、行经期等。

3. 上肢拿捏法

通过拿捏上臂及前臂肌群，降低上肢肌肉的张力和痉挛，改善局部血运，改善上肢的功能，起到松肌舒筋、活血消肿、解痉止痛的作用。

（1）上肢拿捏法操作规范

①患者取端坐位或健侧卧位。

②患者取端坐位时，施术者站立于患者的患侧；患者取健侧卧

位时，施术者可以站在患者的正面或者背面。

③施术者以单手或双手的拇指指腹置于患者上肢近心端一侧肌肉外侧缘，同时其余四指指腹置于同侧上肢肌肉内侧缘，稍加对捏压力后，沿垂直上肢肌肉走行方向向上提起所拿捏肌肉至极限，随即缓慢放下所拿捏肌肉，使其回复原位，提捏力度以患者承受极限范围为度。

④由上肢近心端向远心端反复拿捏，整个拿捏过程手法动作要灵活持续连贯，以每分钟 60 ～ 80 次为宜，重复操作 3 ～ 5 遍，以患处皮肤潮红或者肌肉张力恢复正常的状态为佳。

上肢拿捏法手法操作见图 47。

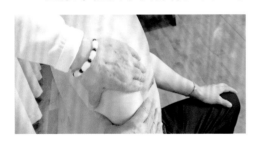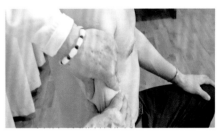

图 47 上肢拿捏法手法操作

（2）上肢拿捏法适应证

上肢运动损伤、肩周炎、肱二头肌肌腱炎、肱骨内上髁炎、肱骨外上髁炎、腕关节损伤、腕管综合征、上肢骨折愈合后功能障碍、上肢及手指麻痛等。

（3）上肢拿捏法禁忌证

上肢局部皮肤损伤、各类上肢骨折未愈合期、骨化性肌炎、上肢恶性骨肿瘤、严重骨质疏松等。

4. 下肢拿捏法

通过拿捏大腿前后侧肌群、小腿后侧肌群，降低上肢肌肉的张力和痉挛，改善局部血运，改善上肢的功能，起到松肌舒筋、活血消肿、解痉止痛的作用。

（1）下肢拿捏法操作规范

①患者取仰卧位或者俯卧位。

②施术者站立于患者患侧。

③施术者以双手或单手拇指指腹置于下肢近心端一侧肌肉外侧缘，同时其余四指指腹置于同侧下肢肌肉内侧缘对捏，稍加对捏压力后，沿垂直上肢肌肉走行方向向上提起所拿捏肌肉，随即缓慢放下所拿捏肌肉，使其回复原位，提捏力度以患者承受极限范围为度。

④手法由下肢近心端向远心端拿捏，整个拿捏过程手法动作要灵活、持续、连贯，以每分钟 60 ～ 80 次为宜，重复操作 3 ～ 5 遍，以患处皮肤潮红或者肌肉张力恢复正常的状态为佳。

下肢拿捏法手法操作见图 48。

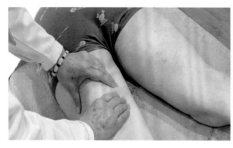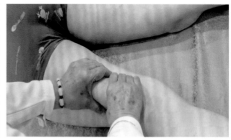

图 48　下肢拿捏法手法操作

（2）下肢拿捏法适应证

下肢运动损伤、下肢肌肉痉挛、腰椎间盘突出症、膝关节疼痛、跟腱损伤、下肢骨折恢复期等。

（3）下肢拿捏法禁忌证

膝关节、跟腱、踝关节周围韧带完全断裂，下肢关节骨折、局部皮损等。

（五）拿捏法的注意事项

①操作时，腕部放松，动作灵活连贯，拇指与其余四指指腹着力，忌指尖内扣。

②拿捏的力量宜由轻到重，由表及里，不可突然使用暴力，要根据病情，因势利导，适可而止，切忌滥用蛮力，以免造成新的损伤。

③操作时，避免施术者手指指腹与患者皮肤表面产生摩擦。

④拿捏法刺激性较强，手法频率不宜快，行该手法后继以复贴法缓和刺激。

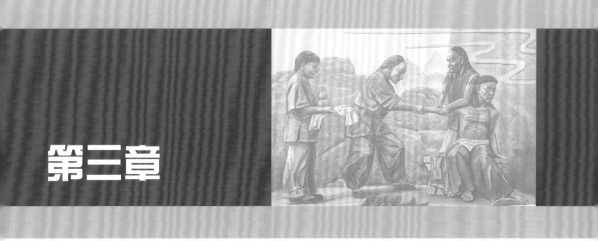

第三章

罗氏正骨筋伤手法临床医案

- 颈部疾病
- 胸部疾病
- 腰部疾病
- 上肢疾病
- 下肢疾病
- 其他部位疾病

一、颈部疾病

（一）落枕

患者王某，男，37 岁。

就诊时间：2021 年 3 月 9 日。

主　　诉：颈部疼痛伴活动受限 1 天。

现 病 史：患者昨日晨起后出现颈肩部疼痛伴活动受限，外用膏药后症状改善不明显，现颈部僵硬疼痛伴右侧转头活动受限，前来就诊。

体格检查：颈椎生理曲度变直，颈部肌肉僵硬，皮温较低，右侧胸锁乳突肌紧张痉挛，双侧斜方肌僵硬，右侧胸锁乳突肌压痛阳性，右侧肩胛提肌止点处压痛阳性，颈部屈伸及右侧旋转活动受限。

诊　　断：落枕。

治　　疗：正筋手法治疗。

患者取坐位，医者站于患者后侧，采用复贴、推拨、理顺等手法松解患者胸锁乳突肌及双侧斜方肌紧张僵硬的肌肉；然后嘱患者头偏向健侧，推拨右侧胸锁乳突肌，改善局部气血壅滞状态，并拔伸牵引推按矫正颈椎的生理曲度；嘱患者上下、左右各向活动颈部，明确颈部活动时疼痛位置（多为肩胛提肌止点处），医者在疼痛部位，尤其是肩胛提肌止点处，进行推拨、点按手法；最后采用复贴、理筋等行气活血手法疏通局部气血，改善颈肩部血液循环。

治疗后，患者疼痛基本消失，皮温改善，颈部活动正常。

【按】落枕是颈部常见筋伤之一，通常因颈部肌肉长时间受到牵拉或风寒侵袭颈项部，导致肌肉气血凝滞不通，拘挛疼痛而发为此病。《诸病源候论·失枕候》记载："头项有风，在于筋之间，因卧而气血虚者，值风发动，故失枕。"落枕多发生在一侧胸锁乳突肌、斜方肌或肩胛提肌等部位，触之疼痛伴条索筋结。手法治疗时嘱患者慢慢转动头部，定位痛点后进行手法操作，改善局部气血，缓解症状。手法治疗落枕疗效显著，往往经治疗 1 次后，症状即可消失或明显缓解。手法治疗后可能存在疼痛不能完全缓解的情况，此时应注意避免反复操作、长时间治疗，以免治疗后局部肿胀，产生副损伤。

（二）颈部扭挫伤

患者蔺某，男，72 岁。

就诊时间：2020 年 5 月 12 日。

主　　诉：颈肩部疼痛伴活动受限 3 周。

现 病 史：患者 10 年前颈肩部疼痛伴右手麻木，休息或外用膏药后可缓解，症状反复。3 周前小花园翻地后汗出明显，突然抬头上举左上肢时出现颈肩部疼痛伴活动受限，外院就诊建议手术治疗，患者拒绝。外院予针灸理疗及药物内服外用后症状缓解不明显，为进一步治疗，前来就诊。

体格检查：颈椎生理曲度反弓，颈肩部肌肉僵硬、痉挛，局部温度较低，第五颈椎棘突后突左偏，压痛明显，颈肩部活动受限。

辅助检查：颈椎 MRI（磁共振成像）提示颈椎退行性变；第二至第七颈椎椎间盘突出伴部分椎间孔狭窄。

诊　　断：颈部扭挫伤；颈椎病。

治　　疗：正骨手法治疗。

患者取坐位，医者站在患者身后，双手拇指呈"八"字置于患者颈部，自上而下复贴松解颈项部肌肉。待紧张的肌肉松解后，嘱助手捧拢患者下颌将头部向上端提，医者将拇指抵在第五颈椎椎体棘突左下缘。此时助手轻轻向左旋转患者颈部，医者顺势向右推拨偏歪棘突，待手下有"咕噜"滑动感时，手法即停。治疗后医者继续用拇指复贴患者颈椎棘突，而后改用掌根在患者颈肩部肌肉复贴 2～3 遍，并点按风池、肩井、肩髃等穴位。每周治疗 2 次。

治疗 2 周后，患者颈部僵硬得以改善，颈部活动正常。

【按】患者高龄，既往颈椎病病史多年，本次发病与颈肩部汗出受凉及颈肩部过度扭转有关。中医认为，老年人肝肾渐衰、气血亏虚、筋肉失于濡养，这是本病发作的主要原因；劳作后感受寒凉湿邪致寒凝筋脉、肌肉痉挛，是本病的诱发因素。在内外因共同作用下，患者突然抬头、上举上肢，加重颈肩部肌肉痉挛紧张程度，气血不通，不通则痛，最终出现颈肩部疼痛伴活动受限。治疗上采用舒筋理筋手法松解颈肩部肌肉、通行气血，采用推拨手法矫正棘突偏歪，从根本上解决颈部肌肉痉挛紧张状态，恢复颈椎正常的关节序列，以达到"骨正筋柔、气血自流"的状态，使疼痛得以缓解。

（三）颈椎小关节紊乱

患者张某，男，32岁。

就诊时间：2020年10月19日。

主　　诉：颈部疼痛伴活动受限2个月。

现　病　史：患者2个月前打篮球抢球时出现颈部疼痛，当时颈部疼痛伴活动受限，休息后症状未见缓解。后于骨科就诊，予止痛药物及膏药等对症处理，症状较前轻度改善。现患者颈部疼痛，活动时疼痛明显，为进一步治疗，今日于我科就诊。

体格检查：颈椎生理曲度略直，颈肩部肌肉紧张僵硬，第四颈椎棘突后突左偏，压痛明显，颈肩部活动受限。

辅助检查：X线片提示颈椎生理曲度变直、颈椎棘突序列紊乱。

诊　　断：颈椎小关节紊乱。

治　　疗：正骨手法治疗。

患者取坐位，医者立于患者身后，一手扶患者头部，另一手置于患者颈部，用单手拇指自上而下按压紧张的肌肉至松软；然后嘱助手向上端提患者颈椎稳定头部，医者一手拇指深顶于偏歪的第四颈椎棘突旁，此时助手轻轻向左旋转患者颈部，医者拇指向健侧推按第四颈椎棘突，手下有滑动感提示复位时，手法停止；复位后，医者一手掌复贴在患者颈部两侧肌肉处，贴压至皮肤温热，并点按风池、肩井等穴位，疏通颈肩部气血。

2次手法治疗后，患者颈部疼痛明显减轻，颈部活动恢复正常。

【按】颈椎小关节紊乱亦称颈椎关节错缝，是颈椎关节突发超过正常范围的侧向微小移动而不能自行复位造成的，常导致颈部疼痛、颈椎功能障碍。部分患者因偏歪的棘突挤压神经，可出现一侧肢体麻木、无力，或头晕、视物模糊等症状。治疗应以恢复颈椎关节正常的生理解剖关系，解除周围软组织及神经血管的压迫为主。罗氏正骨牵引推扳法治疗颈椎关节错缝效果显著，配合点按风池、肩井、大椎、列缺等穴位，可加强疗效。治疗后应告知患者相关注意事项，如激烈运动或乘车时要注意自我保护，以防颈部扭伤；平时应经常做颈项部功能锻炼，增强颈项部肌力及抗损伤的耐受力。

（四）神经根型颈椎病

患者刘某，女，42岁。

就诊时间：2020年12月29日。

主　　诉：颈肩部疼痛伴左上肢麻木3个月余。

现 病 史：患者3个月前受凉后出现颈肩部疼痛伴左上肢麻木，行针灸理疗后症状改善不明显，现患者颈肩部疼痛，左前臂及食指、小拇指麻木，前来就诊。

体格检查：颈椎生理曲度变直，颈部肌肉紧张，皮温略低，肩部可触及条索、筋结，第五至第七颈椎棘突左偏，压痛阳性，左侧臂丛神经牵拉试验阳性，椎间孔挤压试验阳性，双手握力正常。

辅助检查：颈椎MRI提示颈椎退行性变，第三、第四颈椎椎间盘膨出，第五、第六颈椎椎间盘及第六、第七颈椎椎间盘突出，伴相应水平椎管狭窄。

诊　　断：神经根型颈椎病。

治　　疗：正骨手法治疗。

患者取坐位，医者立于患者身后，单手或双手复贴在患者颈肩部，通过推拿、揉按缓解颈肩部痉挛紧张的状态。待颈肩部肌肉松软后，嘱助手双手捧拢患者下颌，向上端提，拉大颈椎椎间隙，此时医者一手拇指放在患者第五至第七颈椎棘突旁，依次向前推拨，然后助手在端提患者下颌的同时小幅度缓慢左右旋转患者颈部，在旋转的同时，医者顺势将左偏棘突向右侧推按，操作 3～4 次即可。矫正手法结束后，拿捏松解患者颈肩部肌肉，并点按风池、肩井、大椎等穴位。嘱患者注意颈肩部保暖，避免长期伏案工作。

每周治疗 2～3 次，治疗 5 周后，患者颈部症状基本消失，左手麻木明显缓解。

【按】颈椎病是一种退行性变，颈部外伤及慢性劳损是颈椎病发病的重要因素。长期伏案工作、颈肩部受凉，或颈部遭受外伤者均可造成或加速颈椎退行性变，最终发为本病。通过查体及影像学检查发现，该患者第五至第七颈椎棘突左偏，压痛阳性，第五、第六颈椎椎间盘及第六、第七颈椎椎间盘突出，伴相应水平椎管狭窄，可以判断患者颈肩部疼痛及左上肢麻木由下颈段椎间盘突出压迫神经造成。治疗上采用侧扳推拨手法矫正棘突偏歪，恢复正常颈椎序列。牵拉端提手法可将颈椎椎间隙加大，使椎间盘适度回纳，从而减轻对神经根的压迫症状。

（五）椎动脉型颈椎病

患者贺某，女，50 岁。

就诊时间：2020 年 4 月 15 日。

主　　诉：颈肩部疼痛伴头晕头痛 1 年，加重 1 个月。

现 病 史：患者 1 年前出现颈肩部间断疼痛，劳累后疼痛明显伴头晕头痛，休息后症状可缓解。1 个月前劳累后再次出现颈肩部疼痛伴头晕头痛，休息及外用膏药后症状改善不明显，现患者自觉颈肩部发紧、头晕头痛明显，前来就诊。

体格检查：颈椎生理曲度变直，颈部肌肉紧张，头顶皮肤宣胀，颈部可触及条索、筋结，局部压痛阳性，臂丛神经牵拉试验阴性，椎间孔挤压试验阴性，叩顶试验阳性。

辅助检查：颈椎 MRI 提示第三、第四颈椎椎间盘，第四、第五颈椎椎间盘，第五、第六颈椎椎间盘膨出，颈椎轻度退行性变，左侧椎动脉较对侧细。

诊　　断：椎动脉型颈椎病。

治　　疗：正骨手法治疗。

患者取坐位，医者立于患者后侧，采用扫散、抓拿手法疏通头部气血经络，增加头部血流量，改善头晕头痛症状，然后医者在患者颈肩部复贴、拿捏数次，放松局部肌肉。嘱助手站在患者前方，双手分别捧拢患者下颌双侧并左右旋转颈部，医者拇指贴放在患者颈部条索、筋结处横向推拨，待条索、筋结稍松软后手法即停。最后点按风池、风府、肩井、百会、角孙等穴位，复贴捋顺患者颈肩部及双上肢肌肉，以通行气血。嘱患者注意颈肩部保暖，避免突然转头发生猝倒。

每周治疗 2 次，治疗 2 月后，患者头晕头痛症状消失。

【按】椎动脉型颈椎病亦称眩晕型颈椎病。椎动脉第二段通过第一至第六颈椎横突孔，在椎体旁走行。当钩椎关节增生时，可对椎动脉造成挤压或刺激痉挛，引起基底动脉供血不足，出现头晕、头痛等症状。此外，颈肩部肌肉紧张、压迫椎动脉或先天椎动脉狭窄，也可出现脑供血不足等情况。治疗时，通过复贴、揉按、推拨等松解手法，改善局部紧张痉挛状态，从而减轻对椎动脉的压迫，改善脑部血液供应。颈椎病治疗后期应进行合理的功能锻炼，其目的是调整颈椎和周围软组织的关系，松弛痉挛肌肉，改善血液循环，增强肌力和颈椎的稳定性。锻炼时动作要柔和、缓慢、到位，避免颈部突然旋转活动。

（六）肌性斜颈

患者王某，女，50天。

就诊时间：2021年2月18日。

主　　诉：家属诉发现斜颈20天。

现 病 史：患儿20天前行满月体检时发现右颈部包块，B超提示肌性斜颈，平素自觉揉按，包块大小未见明显变化，今日就诊。

体格检查：患儿头偏向右侧，右颈部可见鹌鹑蛋大小包块，质软，边界清，活动度良好。

辅助检查：颈部超声：右胸锁乳突肌异常回声，范围约4.3cm×1.3cm。

诊　　断：肌性斜颈。

治　　疗：正筋手法治疗。

患儿家长取坐位，将患儿抱于怀中，医者坐在患儿对面。家长协助医者将患儿颈部向健侧侧屈，将胸锁乳突肌牵拉到绷直状态，医者顺着患儿胸锁乳突肌走行方向自上而下进行贴揉手法；在贴揉法基础上，从上往下拿捏患侧胸锁乳突肌处的硬结或条索；待肌肉稍松软后，医者改用推拨手法由上而下进行推拨，进一步改善包块活动度；然后嘱助手用双手掌托住患儿的下颌，轻轻拔伸，并进行左右旋转，医者根据肌肉走行，自上而下行八字分拨法；结束前面手法后，继续保持患儿颈部向健侧侧屈，顺胸锁乳突肌走行方向，从上往下进行贴复捋顺，以顺通经络，通畅气血，从而达到上下贯通、筋脉柔、歪斜正的治疗目的。

每周治疗2次，2个月后，患儿颈部包块消失，头颈歪斜消失。

【按】小儿肌性斜颈多与胸锁乳突肌损伤有关，损伤后胸锁乳突肌出血或缺血，血肿纤维化挛缩或肌纤维变性挛缩造成斜颈。斜颈常随婴儿发育而发展，若不及时处理，可发展为头与面部发育不对称、五官倾斜，严重者伴有脊柱侧弯畸形，甚至有部分患者因颅骨发育不对称畸形，伴有智力发育障碍。贴揉、拿捏等手法可以舒展理顺挛缩的胸锁乳突肌，改善局部的血液循环，使局部硬结的肌纤维化逐渐软化。旋转推拨手法矫正患儿头部歪斜，可以预防或改善颈部发育畸形。本病治疗越早效果越好，及时干预可使肿块早期消散，防止肌肉发生挛缩，一般出生后2周即可进行。

二、胸部疾病

胸椎小关节紊乱

患者习某，男，45岁。

就诊时间：2021 年 7 月 20 日。

主　　诉：胸背部疼痛 9 个月余。

现 病 史：患者 9 个月前骑摩托车摔倒致颈 5 椎体压缩骨折，后逐渐出现胸背部疼痛，当时予以颈部固定等保守治疗，胸背部未做特殊处理。现颈椎压缩骨折恢复良好，但仍有胸背上段疼痛，呼吸及扩胸运动疼痛加重，前来就诊。

体格检查：胸背部肌肉紧张、僵硬，第三、第四胸椎棘突左偏，压痛明显，局部触及明显粗条索，扩胸活动稍受限。

诊　　断：胸椎小关节紊乱。

治　　疗：正骨手法治疗。

患者取坐位，医者复贴、推按患者肩背部肌肉（左侧为主）至僵硬感消除；嘱患者双手交叉置于颈后部，医者立于患者身后，一腿屈膝置第三、第四胸椎椎体棘突左后方，双手从患者双肩前部绕至后部，托住肩关节，缓缓向上提拉患者脊柱至膝下有感觉时，将患者上胸椎及肩部紧贴医者膝部向后仰伸，此时医者将膝部向前顶，膝下有响声提示关节紊乱得以矫正；医者双手拇指复贴捋顺患侧肩背部肌肉，以通行气血。

手法治疗后，患者呼吸时疼痛明显减轻。1 周后复诊，患者症状基本消失，活动正常。

【按】患者骑摩托车摔倒后身体受到暴力冲击，出现颈椎压缩性骨折及胸背部疼痛。9 个月后，颈椎压缩性骨折恢复良好，但胸背部疼痛未见缓解，胸廓活动时疼痛明显，查体可见胸椎棘突偏歪及胸背部条索，考虑患者胸背部疼痛与胸椎小关节紊乱有关。治疗时，采用提肩膝顶法将胸椎关节被动牵拉开，膝关节顶推在偏歪的棘突上将其复位，复位后疼痛即可缓解。治疗中患者需要配合放松，头尽量上抬，腿部伸直，身体下沉，膝顶提拉 2 ～ 3 次即可，避免反复及暴力操作。

三、腰部疾病

（一）腰扭伤一

患者李某，女，51 岁。

就诊时间：2021 年 2 月 23 日。

主　　诉：腰部疼痛伴活动受限 3 天。

现 病 史：患者 3 天前弯腰打扫时不慎扭伤致腰部疼痛、活动受限，平卧休息后改善不明显。为进一步诊治，遂来就诊。

体格检查：腰椎生理曲度左侧弯，腰背部肌肉紧张，左侧明显，第二至第四腰椎椎体水平左侧轻度肿胀，局部皮温稍高，局部可触及条索感，压痛阳性，腰椎屈伸活动略受限。

诊　　断：腰扭伤（腰部肌肉损伤）。

治　　疗：正筋手法治疗。

患者取坐位，上半身取前屈位，双手肘扶住前方凳子，全身放松，医者坐于患者后侧，以复贴手法疏顺左侧腰背部，使紧张的肌肉得到放松；助手立于患者前方，双手从患者腋下将其向上抱提，患者放松保持坐位向下坐，医者的手置于第二至第四腰椎体水平左侧，八字分拨左侧肌肉处条索，手下有滑动感即止；患者继续前屈位，双手肘扶住前方凳子，医者将顺左侧腰背部组织，疏通周围气血。

治疗后，患者当下感觉腰部疼痛明显减轻，腰部活动正常。嘱患者佩戴腰围保护，避免扭转腰部。经 1 次治疗，患者腰部症状得到改善。

【按】急性腰扭伤最常见的是引起腰部周围软组织的损伤。本案患者是腰部周围肌肉筋膜的损伤。坐位抱提分拨法操作简单，能较快地解除局部紧张、痉挛，消除疼痛、活动受限的症状。如果腰部的损伤未得到及时诊治，则易转成慢性腰痛。罗师认为，手法检查和手法治疗同等重要。要想开展治疗，首要条件是诊断明确。罗师重视通过手法检查来进行初步诊断，若手法检查掌握不到足够的信息，容易出现漏诊，或者不能在伤处触及条索、结节等改变。因此，加强对"手摸心会"的认识很重要。

（二）腰扭伤二

患者刘某，男，58 岁。

初　　诊：2020 年 3 月 29 日。

主　　诉：腰部疼痛伴活动受限半天。

现 病 史：患者半天前搬抬重物时不慎将腰部扭伤，出现腰部疼痛伴起卧困难，休息后症状未见缓解，遂来就诊。

体格检查：腰椎生理曲度略直，腰背部肌肉紧张，第三至第五腰椎棘突上及双侧轻度肿胀，皮温微热，第三椎体棘突上偏右侧压痛阳性，触及捻发感，腰部屈伸活动略受限。

辅助检查：暂无。

诊　　断：急性腰扭伤（棘上韧带损伤）。

治　　疗：正筋手法治疗。

患者取坐位，稍弯腰，双侧手肘扶住另一把凳子，全身放松，医者坐于患者后侧，自第一腰椎水平向下至骶髂处复贴，使腰背部痉挛紧张的肌肉得以放松；医者的手置于第三、第四腰椎椎体棘突上，助手站于患者正前方双手环抱患者腋下向上，嘱患者放松腰部，助手向患者右侧转动，医者进行推拨，手下触及滑动感即止；助手放开患者，患者手肘扶住凳子，医者以捋顺手法在腰背部进行复贴，使上下气血通畅。

治疗后，患者当下感觉腰部疼痛明显减轻，起卧活动较之前轻松自如。嘱患者静养，佩戴腰围保护，避免久坐、久站、搬抬重物以及扭转腰部的动作；注意腰骶部保暖。经 2 次治疗，患者疼痛、起卧活动受限基本改善。继续嘱患者 1 ～ 2 周内避免腰部扭转、搬抬重物等活动，可正常行走活动。

【按】急性腰扭伤是腰部肌肉、筋膜、韧带等软组织因外力作用突然受到过度牵拉而引起的急性撕裂伤，常发生于搬抬重物、腰部肌肉强力收缩时。本案患者搬抬重物后出现腰部疼痛、活动受限。查体见第三至第五腰椎椎体棘突上及双侧轻度肿胀，皮温微热，第三、第四腰椎椎体棘突上偏右侧压痛阳性，触及捻发感，腰部屈伸活动略受限。其中提到的外形、皮温、触感的变化，都需要用心，做到"手摸心会"。治疗时，采用抱提推拨的手法。罗师强调，本手法操作是患者在放松状态，而肌肉韧带又处于相对紧张状态时进行手法的矫正。因此，治疗效果事半功倍，使患者"不知其苦而病愈"。

（三）腰扭伤三

患者路某，男，45 岁。

就诊时间：2020 年 12 月 24 日。

主 诉：腰部疼痛伴活动受限 1 周。

现 病 史：患者 1 周前晨起刷牙转身时听到腰部"咔咔"声，自觉腰部疼痛、活动受限，平卧休息后未见改善。后就诊于附近医院，X 线片未见明显骨质异常，予以外用膏药、口服活血类药后症状渐轻。现患者仍觉腰部疼痛、屈伸活动受限，影响行走活动，遂来就诊。

体格检查：腰椎生理曲度略直，腰背部肌肉僵紧，第三至第五腰椎棘突及双侧轻度肿胀，局部皮温微热，第四腰椎椎体棘突左侧偏歪，棘突左侧触及压痛阳性，腰椎屈伸活动受限。双下肢屈伸活动、肌力正常。

辅助检查：腰椎 X 线片未见明显骨质异常。

诊 断：腰扭伤（腰椎小关节紊乱）。

治 疗：正筋手法治疗。

患者取坐位，上半身稍前屈位，双侧手掌扶住前方凳子，全身放松，医者坐于患者后侧，自第一腰椎水平向下复贴至腰骶处，使腰背部僵紧的肌肉得到放松；医者的手置于第四腰椎椎体棘突左侧，嘱患者双手抱头稍前屈右侧弯，助手扶住患者右肩向左侧，做回环旋转动作，至左后方稍后伸，同时，医者顺势向右侧推按偏歪棘突，手下有滑动感即提示复位；患者双手掌扶住前方凳子，医者以理筋手法捋顺腰背部周围组织，疏通周围气血。

治疗后，患者当下感觉腰部疼痛改善，腰部屈伸活动正常，行走较前自如。嘱患者卧床休息，行走时佩戴腰围保护，避免做扭转腰部等动作。经 2 次治疗，患者疼痛、活动受限完全得到改善。嘱患者 2 周内避免腰部扭转、搬抬重物等活动，避免久坐、久站等行为。

【按】急性腰扭伤是腰部周围软组织因外力作用突然受到过度牵拉而引起的急性损伤。本案患者实为腰椎小关节紊乱。它是一种特殊的腰扭伤类型，也就是当腰部突然闪扭、弯腰前屈和旋转运动时，小关节间隙张开，关节内负压增大，滑膜即可进入关节间隙中。如果伸屈时关节滑膜被夹于关节间隙，就会造成小关节的滑膜嵌顿或小关节半脱位。对于这类腰扭伤的治疗，需要明确手法检查，触及棘突偏歪，且有压痛。本案采用坐位侧扳旋转复位，能够在短时间内矫正偏歪，解除疼痛、活动受限症状，尽快地恢复功能。

（四）腰椎滑脱症

患者何某，女，56 岁。

初　　诊：2020 年 5 月 18 日。

主　　诉：腰痛伴右下肢胀痛 3 个月余。

现 病 史：患者 3 个月前搬重物后自觉腰部不适，未重视，逐渐出现腰痛伴右下肢胀痛，于附近医院就诊，腰椎 CT 检查提示腰椎退行性改变，第四腰椎椎体 I° 前滑脱，腰椎间盘膨出。建议手术治疗，患者经休息、外用膏药治疗改善不明显。患者自觉久坐、久站时前症明显，为进一步保守治疗，今来就诊。

既 往 史：腰椎间盘膨出史。

体格检查：腰椎生理曲度略大，腰背部肌肉紧张，右侧腰骶部明显，第四腰椎椎体棘突右侧偏，压痛阳性，腰部无叩击痛，腰椎屈伸活动正常。直腿抬高试验双侧均呈 70° 阴性，下肢皮肤感觉、下肢肌力正常。

辅助检查：腰椎 CT 提示腰椎退行性改变，第四腰椎椎体向前滑脱 I°，腰椎间盘膨出。

诊　　断：腰椎滑脱症；腰椎间盘膨出。

治　　法：正筋手法治疗。

患者全身放松，坐在特制的梯形治疗凳上，医者坐于患者后侧，先以复贴手法自腰背部向下松解腰腿部紧张的肌筋组织；医者一手从患者右侧腋下穿过，绕至后颈部，扶住左侧肩颈部，患者向左前方弯腰，医者另一手掌向左推按第四腰椎椎体棘突，此时医患配合使脊柱做大回环选装，旋转至右后方时略后伸，手下有滑动感即止；患者取俯卧位，医者自腰部向下捋顺，至小腿、足趾远端，使上下气血贯通。

治疗后，患者当下感觉腰部轻松，右下肢胀痛感消失。嘱患者佩戴 2 周腰围保护，避免久坐、久站、腰部扭转等动作。经 2 次治疗后腰痛伴右下肢胀痛明显改善。嘱患者逐步增加腰背部功能锻炼，减少后仰、小燕飞等锻炼。

【按】本案患者为腰椎滑脱患者。腰椎滑脱是由于先天性发育不良、创伤、劳损等原因造成相邻椎体骨性连接异常而发生的上位椎体与下位椎体部分或全部滑移，表现为腰骶部疼痛、坐骨神经受累、间歇性跛行等症状的疾病。罗师指出，滑脱是一种病理表现，轻度腰椎滑脱本身症状较轻或无明显症状。本案患者是在搬重物后逐渐出现腰痛伴右下肢胀痛，这与腰椎结构不稳定有关。腰椎及其结构在外力作用下，相关神经受到刺激或挤压，从而引起腰痛、下肢痛、下肢麻木、甚至大小便功能障碍等症状。罗氏正骨手法主治Ⅱ°及Ⅱ°以内的滑脱。治疗前，需重视手法检查，不同的症状、查体情况，应选择不同的手法。本案患者查体见第四腰椎椎体棘突偏歪，且有压痛，治疗时先矫正偏歪，治疗后患者症状得到明显改善。此外，罗师强调，腰椎既有滑脱，又有棘突偏歪，治疗时，检查诊断明显，施术定位准确，手法力度轻重适宜，以防加重腰椎滑脱。

（五）腰椎间盘突出一

患者刘某，男，58 岁。

初　　诊：2021 年 1 月 29 日。

主　　诉：腰骶部疼痛伴左下肢酸胀 1 周。

现 病 史：患者 1 周前搬抬重花盆后出现腰骶部疼痛伴左下肢酸胀，休息后改善不明显，遂来就诊。现患者仍觉腰骶部疼痛伴左下肢酸胀，自觉行走约 50 米后疼痛明显，需休息后方可继续行走。自发病以来无"踩棉花感"，无下肢无力，二便正常。

既 往 史：腰椎间盘突出史。

体格检查：腰椎生理曲度变直，腰背部肌肉紧张，右侧腰骶部明显。第四腰椎椎体棘突左侧偏，压痛阳性，左侧臀大肌、梨状肌处压痛阳性，腰部无叩击痛。腰椎活动前屈 70°，后伸 30°。双侧直腿抬高试验呈 70° 阴性，双侧 4 字试验阳性。双下肢皮肤感觉、运动、肌力正常。跟腱反射减弱。病理征未引出。

辅助检查：腰椎 MRI 提示第二至第四腰椎椎间盘膨出，第四、第五腰椎椎间盘突出，左侧神经根受压，第五腰椎、第一骶椎椎间盘膨出，第二至第五腰椎水平椎管狭窄。

诊　　断：腰椎间盘突出症；腰椎管狭窄。

治　　法：正筋手法治疗。

患者取俯卧位，嘱其放松，医者站于患侧，以复贴手法进行腰腿部肌肉放松；医者一手从患者健侧肩前绕过扶住其腋下，另一手放在第四腰椎棘突左侧，肘尖顶住棘突向右侧推按，同时，放在腋下的手向左侧扳，扳住稳定10秒以上，如肘部感到患者腰部滑动及"咕噜"声响，即回正；医者自上腰部向下至小腿、足趾远端处，行捋顺手法，使上下气血贯通。

治疗后，患者当下感觉腰骶部疼痛减轻，左下肢酸胀感消失。查体第四腰椎棘突左侧压痛阴性。嘱患者静养，避免进行久坐、久站及持重物、腰部扭转等动作。注意腰骶部保暖。经3次治疗后患者腰骶部疼痛及左下肢酸胀症状解除，活动自如，行走50米后无明显不适。

【按】罗师认为，腰椎间盘突出症主要是因为腰椎间盘各部分（髓核、纤维环及软骨板），尤其是髓核，有不同程度的退行性改变后，在外力因素的作用下，椎间盘的纤维环破裂，髓核组织从破裂之处突出（或脱出）于后方或椎管内，导致相邻脊神经根遭受刺激或压迫，从而产生腰部疼痛，一侧下肢或双下肢麻木、疼痛等一系列临床症状。本案患者有既往腰椎间盘突出史，因搬重物后引起急性发作，出现腰骶部及左下肢症状。查体后发现腰4棘突左侧偏，有压痛，故治疗时予患者行俯卧侧扳法。此法安全可靠，无论是急性伤还是慢性患者都可以采用。罗师强调，本案患者有腰椎间盘突出史，在矫正手法前后充分复贴、捋顺腰骶及左下肢紧张的组织，以疏通经络，一方面便于矫正手法的进行，另一方面有助于减少患者痛苦。

（六）腰椎间盘突出二

患者王某，男，35岁。

初　　诊：2020年2月21日。

主　　诉：腰痛伴右下肢放射痛5年，加重1月。

现 病 史：患者5年前出现腰痛伴右下肢放射痛，期间症状反复，每年春季前后发作，发作时症状较重。就诊于当地医院，完善相关检查考虑为腰椎间盘突出，行针灸、按摩等治疗后症状效果。1月前自觉症状加重，影响行走活动，于当地医院继续治疗后效果欠佳。现患者腰痛伴右下肢放射痛、麻木，不能久坐、久站，为进一步系统治疗，今来就诊。

既 往 史：腰椎间盘突出史。

体格检查：站立时，弯腰弓背姿势；卧位时，腰椎生理曲度略直，腰背部肌肉紧张，右侧腰骶部明显。第四、第五腰椎椎体棘突略后突，右侧偏，压痛阳性，腰部无叩击痛。腰椎屈伸活动略受限。直腿抬高试验右侧20°阳性、左侧40°阳性，下肢皮肤感觉右侧敏感、左侧正常，下肢肌力右侧3级、左侧4级。

辅助检查：腰椎MRI提示腰椎退行性改变，第四腰椎至第一骶椎椎间盘突出。

诊　　断：腰椎间盘突出症。

治　　法：正筋手法治疗。

患者取俯卧位，全身放松，医者站于患侧，以复贴手法松解腰腿部紧张的肌肉、韧带等组织；医者肘尖置于第四、第五腰椎椎体间进行下压，力量由轻到重，将肘压与复贴相结合，重复 3 次，待肘下感第四、第五腰椎椎体后突处触及滑动感即停；医者自患者腰部向下捋顺，至小腿、足趾远端，使上下气血贯通。

治疗后，患者当下感觉腰部轻松，疼痛感稍轻。嘱患者静养，佩戴腰围保护，避免久坐、久站、腰部扭转等动作。注意腰骶部保暖。

1 周后患者复诊，自觉腰部疼痛减轻，腰椎活动较前自如，右下肢仍觉有放射痛、偶有麻木感。查体见：站立时，直立姿势；卧位时，腰椎生理曲度略直，腰背部肌肉紧张，右侧腰骶部明显。第四、第五腰椎椎体棘突无后突，右侧偏，轻压痛。腰椎屈伸活动略受限。直腿抬高试验右侧 40° 阳性、左侧 60° 阴性，下肢皮肤感觉右侧敏感、左侧正常，下肢肌力右侧 4 级、左侧 4 级。

治　　法：正筋手法治疗。

患者取坐位，上半身稍前屈位，双手扶住前方凳子，全身放松，医者坐于患者后侧，自腰背部向下复贴至腰骶处，使腰背部紧张的肌肉得到放松；医者的手掌置于第四、第五腰椎椎体棘突右侧，嘱患者双手抱头稍前屈左侧弯，助手扶住患者左肩向右侧，做回环旋转动作，至右后方稍后伸，同时，医者顺势向左侧推按偏歪棘突，手下有滑动感即提示复位；患者双手扶住前方凳子，医者以理筋手法捋顺腰背部周围组织，疏通周围气血。

经 3 次治疗后，患者腰痛及右下肢症状明显改善解除，腰椎活动较前自如。嘱患者静养，佩戴腰围保护 3 周余，避免久坐、久站、腰部扭转等动作，逐步增加腰背部锻炼。注意腰骶部保暖。

【按】本案患者有腰椎间盘突出史，考虑其工作性质，需要久坐、久站，易使腰椎间盘突出加重，或腰背部反复疼痛。罗师通过手法检查发现患者第四、第五腰椎椎体棘突略后突，且右侧偏。治疗时以正筋八法为指导，结合腰椎结构、形态的变化，"压高不压低"，一方面矫正后突，另一方面矫正偏歪，骨正筋柔，逐步恢复椎体关节及周围组织的压力，恢复平衡，从而缓解腰椎间盘突出压迫神经所引起的神经症状。此外，罗师强调，针对不同结构改变、不同时期的腰椎间盘突出症，可以采用不同的手法，同时手法间可以进行重组搭配，以在治疗中取得更好的疗效。

（七）骶髂关节扭伤一

患者赵某，女，67 岁。

就诊时间：2022 年 1 月 12 日。

主　　诉：腰骶部疼痛伴活动受限 3 天。

现 病 史：患者在 3 天前转身拿东西后出现腰骶部疼痛，腰椎屈伸活动受限，经休息、外用膏药后症状渐轻。现仍觉腰骶部疼痛、活动受限，为进一步治疗，前来就诊。

体格检查：腰椎生理曲度略直，右侧腰背、腰骶部肌肉紧张，右侧骶髂关节处轻度肿胀，触及筋结感，压痛阳性，右侧 4 字试验阳性，右腿较左腿短约 1 厘米。

诊　　断：骶髂关节扭伤。

治　　疗：正筋手法治疗。

患者取坐位，双侧肘部弯曲腰扶住另一把凳子，全身放松，医者坐于患者后侧，自腰背部向下至骶髂处复贴，使腰背、腰骶部痉挛紧张的肌肉松软；医者的代指置于患者右侧骶髂处，助手站于患者正前方，双手环抱患者腋下向上抱提，嘱患者放松腰部，医者的代指在患处推拨的同时，助手抱提患者向右转动，医者手下触及滑动感即止；助手放开患者，患者手肘扶住凳子，医者的以捋顺手法在患者腰背部进行贴复，使上下气血通畅。患者取仰位，医者站于患者右侧，将右侧髋关节屈曲外旋活动，并向下行揣腿动作；此时比较双下肢长度，基本等长。

治疗后，患者当下感觉腰骶部疼痛减轻，活动轻松。嘱患者静养，佩戴腰围保护，避免扭转腰、坐矮凳等；注意腰骶部保暖；经1次治疗，患者疼痛、活动受限基本改善。继续嘱患者2周内避免腰部扭转等动作。

【按】骶髂关节扭伤是指外力作用导致骶髂关节周围韧带被牵拉而引起的损伤。本案患者是在突然的转体活动时出现扭伤，引起腰骶部疼痛、活动受限。罗师认为，骶髂关节扭伤患者多以腰扭伤就诊，不可盲听盲信。在诊治过程中，要仔细询问病史，了解损伤机制，查看损伤疼痛部位及手下查体变化，必要时辅以影像学检查，但不可过于依赖影像学检查。通过系列诊查，明确诊断为骶髂关节扭伤后，治疗以抱提推拨＋仰卧伸端为主，旨在矫正骶髂韧带损伤及关节的微小变化。治疗后患者疼痛、活动受限症状得到较快改善。

（八）骶髂关节扭伤二

患者王某，男，72 岁。

就诊时间：2021 年 11 月 15 日。

主　　诉：腰骶部酸痛 1 天。

现 病 史：患者 1 天前弯腰抱小孩后自觉腰骶部酸痛，休息、佩戴腰围后未见明显改善，仍觉腰骶部酸痛，行走活动尚可，为进一步治疗，前来就诊。

体格检查：腰椎生理曲度略直，腰背部、腰骶部肌肉紧张，腰椎棘突双侧未触及异常，双侧压痛阴性，左侧骶髂处触及压痛阳性，触及骨突起感，腰椎屈伸活动尚可，左侧 4 字试验弱阳性。

诊　　断：骶髂关节扭伤。

治　　疗：正筋正骨手法治疗。

患者取俯卧位，嘱全身放松，医者站于患侧，以复贴手法自腰背部至大腿上段进行肌肉放松；助手牵拉外展的下肢，此时医者双手压在骶髂处进行推按，闻及手下弹响声，并触及手下突起平复即止；医者自腰背、腰骶处向下进行捋顺，使腰骶至下肢的气血上下通畅。

治疗后，患者当下感觉腰骶部疼痛减轻，行走活动轻松。嘱患者佩戴腰围保护，减少弯腰、扭转、坐矮凳、坐软沙发等动作。经 2 次治疗后，患者腰骶部酸痛明显缓解，查体左侧骶髂处轻压痛。继续嘱患者用腰围保护 2 周。

【按】骶髂关节扭伤是指外力作用导致骶髂关节周围韧带被牵

拉而引起的损伤。骶髂关节是微动关节，其活动度及其内部的结构随年龄增长而改变，年轻人骶髂关节的运动为滑动，而老年人则为向腹侧倾斜或旋转性滑动。若扭伤严重，会造成关节的微小移动，不能自行复位，会出现骶髂关节错缝或骶髂关节半脱位。本案患者因长期弯腰抱小孩使腰骶部处于慢性劳损状态，治疗时先予以矫正扭伤、骨突起变化。第二次治疗时，考虑患者既往慢性劳损，在矫正骶髂扭伤的后续治疗中，侧重松解腰背和腰骶部紧张、僵硬的肌肉。罗师强调，罗氏正骨法强调"三兼治（正骨、正筋、正肌肉）"，在治疗筋伤时，不只局限于治疗筋。也就是说，手法治疗不仅要看到引起损伤的直接原因，还需要看到根本原因，将二者综合考虑进行治疗，才能标本兼治，避免短时间内再次损伤。

（九）第三腰椎横突综合征

患者刘某，男，38 岁。

就诊时间：2021 年 2 月 22 日。

主　　诉：腰背部反复疼痛 1 个月余。

现 病 史：患者 1 个月前劳累后出现腰背部疼痛，休息后改善，后未重视，期间腰背部疼痛反复发作，久坐后、午后明显。为进一步诊治，今来就诊。

体格检查：腰椎生理曲度变直，腰背部肌肉紧张，双侧竖脊肌明显，第三腰椎横突双侧触及硬结感，压痛阳性，左侧明显，腰部无叩击痛，腰椎屈伸、转体活动正常。双侧直腿抬高试验 70° 阴性，双侧 4 字试验阴性。双下肢皮肤感觉、运动、肌力正常。

辅助检查：腰椎 X 线片提示第三腰椎横突肥大。

诊　　断：第三腰椎横突综合征。

治　　疗：正筋手法治疗。

患者取俯卧位，嘱全身放松，医者站于一侧，自腰背部向下至大腿后侧行复贴手法，使腰背腿部双侧肌肉松软；助手站于医者同侧，双手握住踝关节外展牵拉下肢，此时，嘱患者放松，双手扶住床头，医者双手拇指置于第三腰椎横突硬结处，推拨3～5次，至手下硬结松软为宜；医者以理筋手法捋顺腰背、下肢，使气血上下贯通。

治疗后，患者当下感觉腰背部、腿部有轻松感，腰背部疼痛减轻。经3次治疗后患者腰背部疼痛明显改善，稍久坐时疼痛感觉不明显。嘱患者避免久坐等活动，注意腰背部保暖，劳逸结合，适度锻炼活动。

【按】第三腰椎横突综合征，在临床上是引起急性或者慢性腰痛常见的原因之一，主要是由于第三腰椎横突尖端导致局限性的炎症引发腰痛。罗师指出，本病好发于青壮年体力劳动者，且疼痛往往在久坐、久站或早晨起床以后加重。症状重者还可沿大腿向下放射的疼痛，至膝以上，极少数病例疼痛可延及小腿的外侧，但并不因腹压增高（如咳嗽、喷嚏等）而加重。治疗本病，需认识到其形成机制，与第三腰椎的特殊结构、位置以及反复受力刺激有关，部分患者影像检查发现第三腰椎横突肥大，但仅发现肥大不能进行确诊，仍需要结合相关临床表现以明确诊断。因此，治疗时，以手法检查的硬结为重点治疗点，借助牵拉推拨硬结，至其松软。本案中，患者经治疗后腰背疼痛明显缓解，但也应让患者认识到引起本病的原因，做好预防，劳逸结合。

四、上肢疾病

（一）肩部扭挫伤

患者吴某，女，40 岁。

就诊时间：2021 年 5 月 16 日。

主　　诉：右肩关节疼痛伴活动受限 1 个月余。

现 病 史：患者 1 个月前锻炼时抻伤右肩关节，当时右肩关节疼痛尚可，活动正常，休息后疼痛未见缓解，后于外院就诊，予消炎止痛药物对症处理。服用药物及关节制动休息后，患者疼痛未见缓解，右肩关节活动功能逐渐受限，前来就诊。

体格检查：右肩关节周围肿胀不明显，肩关节外展活动受限，三角肌上端及后腋下触及条索感，压痛阳性。

诊　　断：右肩关节扭挫伤。

治　　疗：正筋手法治疗。

患者取坐位，医者站于患者对侧，用双手在患者肩关节前、中、后侧复贴，以宣通气血；然后用单手拇指在肩关节外侧横向推拨条索部位 3 ～ 5 次，次数不宜过多，力度视患者耐受情况而定；随后，医者一手扶患侧肩部，另一手握患侧肘关节，进行小幅度转摇，并根据患者活动范围逐渐加大转摇角度。待转摇结束后，助手向上方缓慢拔伸牵拉患侧上肢，医者双手拇指在肩关节后侧条索处进行分拨，以缓解关节周围的粘连；最后，医者自上而下搓按、复贴患肢，以疏通经络，结束治疗。

3 次治疗后，患者自觉疼痛减轻，活动范围较前明显改善。告知患者在疼痛可耐受范围内，适当进行肩关节外展、环转等活动，避免再次出现肩关节粘连等情况。

【按】肩部扭挫伤是指肩部受到撞击、过度牵拉或扭转等因素导致肩关节周围肌肉、韧带、筋膜等组织的损伤。该患者锻炼不当，导致肩关节过度牵拉造成肩关节周围肌肉、韧带等软组织损伤。损伤后肩关节炎性渗出致肩关节疼痛，患者不敢活动，导致肩关节制动过久，出现肩关节粘连。肩关节粘连后致肩关节活动受限，若活动范围过大，易出现肩关节二次损伤，形成"损伤—渗出—粘连—活动受限"的恶性循环。

治疗时，通过复贴等较轻柔手法疏通肩部气血，然后根据患者具体情况采用推拨、转摇、提拉等手法滑利关节、解除粘连，促进炎性物质吸收。通过上述治疗手法，肩部炎性物质代谢加速，局部粘连得以缓解，进而缓解疼痛，活动范围得以改善。

（二）冈上肌损伤

患者张某，男，55岁。

就诊时间：2020年8月13日。

主　　诉：右肩关节疼痛2个月余。

现 病 史：患者2个月前吹空调受凉后出现右肩关节疼痛，疼痛时轻时重，休息及外用膏药后症状可改善，劳累及肩部用力、受寒时疼痛加重，现症状迁延反复，前来就诊。

体格检查：右肩关节周围未见明显肿胀，肩胛上窝处压痛明显，可触及条索状物，肩关节外展活动受限，疼痛弧试验阳性。

诊　　断：冈上肌损伤（右侧）。

治　　疗：正筋手法治疗。

医者立于患者后侧，一手掌贴在患侧肩背部进行贴揉，以改善肩背部气血；待肩背部组织松软后，嘱患者将患侧手搭在健侧肩上，医者用拇指在患侧冈上肌条索处推拨数次，指下有滑动感或条索松软后即可停止；然后，医者一手以掌根放在患侧肩部，另一手拿起患侧肘关节使之屈曲，将肩关节内收环转数次，范围从小到大，以通利关节，缓解肩关节气血瘀滞；最后，用掌根复贴按压肩部不适处，待患者感肩部轻松舒适后手法结束。

5次治疗后，患者自觉疼痛基本消失，活动范围较前明显改善。告知患者避免受凉，避免拎重物，若症状再次加重，及时复诊。

【按】冈上肌损伤分为急性损伤和慢性损伤，急性损伤多由外伤或上肢不正确的用力导致，慢性损伤则是肩部日积月累的慢性劳损造成的。该患者平素肩关节活动较多，受凉后诱发肩关节疼痛，发为此病。手法治疗目标是舒筋活血、软坚散结，通过手法使筋结变软、变小，局部气血通畅，促进代谢产物及时排出，有助于肩部疼痛的缓解以及功能活动的改善。注意慢性劳损型冈上肌损伤应避免上肢外展、外旋等用力动作，同时注意肩部的保暖，疼痛缓解后可适当进行功能锻炼。

（三）肩袖损伤

患者于某，女，36岁。

就诊时间：2021年10月13日。

主　　诉：右肩关节疼痛24天。

现 病 史：患者 24 天前练舞蹈时抻伤右肩关节，伤后于外院就诊，肩关节 MRI 提示右肩关节肩袖损伤，冈上肌腱部分断裂，喙突下黄囊少量积液，建议患者手术治疗，患者表示考虑，暂予非甾体消炎药对症处理。现患者自觉疼痛缓解不明显，前来就诊。

体格检查：右肩关节肿胀，肱骨大结节及肩峰间压痛阳性，肩关节内外旋及外展活动受限。

诊　　断：右肩袖损伤。

治　　疗：正筋手法治疗。

患者端坐，肩部放松，医者站在患者右肩后侧方，一手轻轻复贴、推按肩关节周围，松解肩部痉挛紧张的软组织；医者单手拇指拨、推、按肩关节周围，重点推拨肩胛提肌外缘、三角肌上缘和冈上肌肌腱处，感到指下有"咕噜"滑动感即可；医者一手扶患者肩部，另一手持患者肘部，轻轻转摇患侧肩关节；医者用掌根复贴肩部至上臂部，减轻局部气血雍滞状态。每周手法治疗 2 次。

治疗 4 周后，患者疼痛减轻，肩关节活动明显改善。

【按】肩袖损伤多因肌腱退变、慢性劳损和外伤所致，对于新鲜和不完全的肩袖损伤多采用保守治疗，但急性期应慎用刺激性强的手法，避免加重病情。治疗上的重点是推拨肩关节周围肩袖损伤部位，解除硬化粘连。推拨后的松解手法可促进局部水肿、炎症吸收。治疗后配合肩关节适度肩关节牵拉环转等活动，有利于肩关节功能的恢复。值得注意的是，肩袖损伤治疗时不能暴力牵拉上肢，以防肩部症状加重。

（四）右肩关节周围炎（自发型）

患者王某，女，53 岁。

就诊时间：2020 年 3 月 10 日。

主　　诉：右肩关节疼痛伴活动受限半年余。

现 病 史：患者半年前受凉后出现右肩关节疼痛，初起疼痛不明显，后疼痛逐渐加重，遂至骨科门诊就诊，予消炎止痛药物及外用膏药对症处理，并嘱患者加强肩关节功能锻炼。服用药物后疼痛可缓解，但因活动时肩关节疼痛明显，未行肩部锻炼，后逐渐出现肩关节功能活动受限。现肩关节疼痛可忍受，夜间疼痛，影响睡眠，右肩关节各向功能活动均受限，前来就诊。

体格检查：右肩关节未见肿胀，三角肌轻度萎缩，右侧肱二头肌长头肌腱、肩峰下、三角肌上缘、肩胛提肌外缘压痛阳性，可触及条索状物，右肩关节上举、外展、外旋、后伸等功能受限。

诊　　断：右肩关节周围炎。

治　　疗：正筋手法治疗。

患者端坐在椅子上，医者站在患者后方，用手掌根部复贴肩峰周围，松解紧张挛缩的肌肉后，持患者右肘轻轻活动，内收旋转肩关节，滑利关节；医者单手拇指复贴、点按肩关节周围，尤以肱二头肌长头肌腱、三角肌上缘、肩胛提肌外缘和冈上肌附着点为主；医者双手握患者右肘关节向上提拉肩关节，做上举运动，以患者耐受为度；医者用掌根复贴肩关节周围至皮温稍高为度。治疗后患者右肩疼痛有所缓解，右肩关节活动略有改善。每周手法治疗 2 次。

治疗 2 个月后，患者疼痛基本消失，肩关节外展、后伸活动明显改善，上举活动较差，嘱患者加强抬举等功能锻炼，如爬墙、手拉吊环等。

【按】肩关节周围炎是肩周软组织病变引起的疼痛及功能障碍性疾病，因好发于50岁左右患者，又名五十肩。中医认为，五旬之人，年老体弱，肝肾渐衰，气血亏虚，筋脉失于濡养发为本病；西医认为，该病发作多与自身免疫有关，体内激素水平急剧下降，神经、内分泌及免疫功能失调，肩关节逐渐出现炎性刺激物质，致使肩关节疼痛，日久出现肩关节粘连受限。该病多为慢性发病，隐袭进行，发病初期疼痛轻微，以后逐渐加重，病程较长的患者可发生粘连，导致肩关节活动受限。治疗重点是推拨肩关节周围疼痛部位，解除粘连，以复贴松解手法，促进局部炎症吸收，再配合适当活动肩关节，收滑利关节之效。值得注意的是，在肩关节周围炎的治疗过程中，手法需柔和有力，由轻到重，不可暴力牵拉，以防造成新的损伤。

（五）左肩关节周围炎（外伤型）

患者李某，女，37岁。

就诊时间：2019年8月13日。

主　　诉：左肩关节疼痛伴活动受限3月余。

现 病 史：患者3个月前骑马跌落摔伤左肩关节，当时自觉左肩关节疼痛，无其他不适症状，口服药物及外用膏药后症状改善不明显，后逐渐出现左肩关节疼痛伴活动受限。现患者上举、外展、后伸等活动受限，夜间疼痛明显，遂来就诊。

体格检查：左肩关节未见明显肿胀，肩关节前侧、外侧及后侧均压痛阳性，后腋下触及条索，肩关节上举、外展、后伸活动受限。

诊　　断：左肩关节周围炎。

治　　疗：正筋手法治疗。

患者取坐位，医者立于患者后侧方，双手轻轻揉按、拨推肩关节周围，放松肌肉、缓解疼痛；待肌肉放松后，医者一手持患侧肘部轻轻活动，前后环转肩关节，以滑利关节；嘱助手双手握患者肘关节向上提拉，做上举动作，医者一手拇指拨压、推拨肩关节周围，尤以条索状筋结部位为主，以缓解肩关节周围的粘连；上述操作结束后，医者用掌根复贴、按压肩部痉挛紧张之肌肉，以活血祛寒，通经活络，待局部皮肤温度稍升高，手法即停。

复贴、推拨、揉按及提拉等手法治疗后，患者左肩活动改善。3次治疗后患者疼痛基本消失，5次治疗后左肩关节活动基本恢复正常。

【按】肩关节周围炎发病常见于中老年，该病发生多与体内激素水平变化有关。年轻人发病则与过度劳累、肩部受凉以及外伤有关，尤其是外伤导致肩部炎性渗出，刺激肩关节周围出现疼痛，为避免疼痛患者则尽可能采取自我保护性的肩关节制动，进而产生"炎性刺激—疼痛—制动—粘连—活动不当—炎性渗出"的恶性循环。外伤型肩周炎炎性刺激物质多数是人为性产生，而老年型肩周炎多是自发性持续性产生，所以外伤型肩周炎只要治疗方法及锻炼方法得当，治疗效果明显且疗程相对较短。

（六）肩锁关节损伤

患者李某，女，35 岁。

就诊时间：2021 年 1 月 4 日。

主　　诉：左肩疼痛、屈伸受限 5 天。

现 病 史：患者 5 天前不慎摔倒致左肩着地，出现左肩疼痛、活动受限。经休息、外用膏药后疼痛减轻，但活动时疼痛明显伴活动受限。为进一步诊治，遂来就诊。

体格检查：左肩上肿胀不明显，皮色正常，肩锁关节处皮温微热，肩锁关节略突起较右侧，肩锁后侧触及条索感，压痛阳性，肩关节外展活动略受限。

诊　　断：左肩锁关节损伤。

治　　疗：正筋手法治疗。

患者取坐位，医者坐于患者左侧，一手扶住患者左前臂，一手自左肩上向下至前臂处行复贴理筋手法，以松解肩周的肌肉；患者患侧屈肘上抬至胸前高度，用健侧手托住患肘；医者一手拇指置于患者肩锁后侧条索处，在患者托肘环转肩关节时进行推拨，至手下触及滑动感即止；医者一手扶住患侧肩膀，另一手握住前臂，辅助进行外展上举；医者捋顺左肩、左上肢，以促使上下气血顺畅。

治疗后患者外展左上肢时疼痛明显改善，活动轻松。经 2 次治疗后患者左肩疼痛、活动手下症状基本改善。嘱患者 2 周内左肩避免大范围、快速的活动；避免左上肢提重物。

【按】肩锁关节，即肩峰－锁骨关节，是肩膀上方连接锁骨和肩胛骨（肩胛带）的关节。正常情况下，肩膀上方能够触摸到骨性突起。遇暴力致使肩胛骨向下，锁骨远端向上，引起关节损伤，轻者局部韧带被牵拉或者撕裂；稍重者，关节内软骨盘的损伤；更重者，韧带撕裂严重，出现肩锁关节的畸形（锁骨外侧端翘起）。本案患者左肩摔伤，损伤属于轻度，左肩外展活动略受限，查体发现左肩锁后侧触及条索，有压痛。治疗时在关节活动时进行推拨，使筋正，疼痛减轻，肩部功能改善。如果治疗后改善不明显，应进一步进行检查，排除骨质的问题，避免漏诊导致延误病情。

（七）肱二头肌长头肌腱损伤一

患者陈某，女，35 岁。

就诊时间：2021 年 3 月 11 日。

主　　诉：右侧肩关节疼痛 2 周。

现 病 史：患者 2 周前平卧时不慎右上肢突然旋后扭转，出现右肩前疼痛，抬举、内收活动略受限，休息、外用膏药后症状未见明显好转，前来就诊。

体格检查：右肩关节前外侧稍肿胀，皮肤温度略高，肱二头肌腱处触及条索感，压痛阳性，前臂抬举、内收活动略受限，未触及骨擦音。

诊　　断：肱二头肌长头肌腱损伤。

治　　疗：正筋手法治疗。

患者取端坐位，肩关节放松，医者双手拇指呈八字放置在肩关节处，双手一左一右，自上而下做交替复贴以缓解肌肉痉挛紧张的状态；患侧肘关节屈曲至约呈 90°，或由助手将患者前臂顺势牵引后，缓慢进行内外旋转动，此时医者两拇指贴在损伤肌腱处，横向拨推条索，及手下"喀噔"感即止；医者以捋顺手法，理顺筋腱；最后医者一手扶住患肩，一手握住患肘，做内旋活动以滑利关节。

治疗后，患者当下感觉右肩疼痛、活动受限明显改善。经 2 次治疗后，右肩无明显疼痛、肿胀，右肩抬举、内收活动尚可。嘱患者 2～3 周内避免患肩大幅度、快速活动。

【按】肱二头肌长头肌腱损伤，通常在上肢外展或已上举时，受到冲击外力突然作用，导致肌腱牵拉损伤，轻者局部炎症，影响部分活动；重则出现肌腱断裂，活动障碍。本案患者右肩受旋后扭转力损伤，出现右肩疼痛、活动受限，查体在肩前肱二头肌长头肌腱止点附近触及肿胀、条索感。治疗时，以正筋为主，在牵引或者屈肘状态下推拨条索以理顺筋腱，从而减轻疼痛，恢复功能。罗师行 1 次手法治疗后，疼痛、活动受限症状基本改善。经 2 次治疗，患者前症基本解除。嘱患者保护右肩，适当进行活动锻炼，避免二次损伤。

（八）肱二头肌长头肌腱损伤二

患者李某，女，61 岁。

就诊时间：2020 年 10 月 12 日。

主　　诉：不慎摔伤致右肩疼痛 2 周。

现 病 史：患者 2 周前不慎摔伤，致右肩关节外旋位着地，后出现右肩部疼痛，外旋活动受限，就诊于附近医院，完善右肩关节 X 线片提示未见骨折、脱位。经休息，现患者自觉右肩关节疼痛未见缓解，夜间明显，外旋活动受限，前来就诊。

体格检查：右肩关节前侧轻度肿胀，肱二头肌腱处压痛阳性，局部可触及条索感，右肩关节外旋活动受限，肱二头肌抗阻力试验阳性。

辅助检查：右肩关节 X 线片未见骨折、脱位。

诊　　断：肱二头肌长头肌腱炎。

治　　疗：正筋手法治疗。

患者取端坐位，屈肘，肩关节放松，医者一手扶住患侧肘关节，一手在患侧肩关节处自上而下做复贴，以活血消肿，疏通经络；患者屈肘叉腰，医者两拇指贴在损伤肌腱处，横向拨推条索，至手下感到"喀噔"感即止；医生一手扶住患肩，一手握住患肘，做前后屈伸活动以滑利关节，最后以捋顺手法通畅上下气血。

治疗后，患者当下自觉右肩疼痛减轻，活动受限改善。经 3 次治疗后患者右肩疼痛、活动受限症状基本得到改善。嘱患者治疗期间以静养为主，辅助外用膏药，促进消肿散瘀。

【按】肱二头肌长头肌腱损伤时，部分患者有明确外伤史，罗师通过查体见肱二头肌长头肌腱，尤其是结节间沟外，触及条索或肌腱滑动感，即"筋出槽"。因患者有外伤史，年轻医生应予以完善检查，排除骨折、脱位，避免出现误诊、漏诊而延误病情。治疗时以矫正出槽的筋并使其回归本位为主。具体操作时应注意手下有轻有重。若得其宜，则痛减效佳，否则反而加重损伤。此外，针对外伤，本案治疗期间辅以活血类药物治疗，以促进局部淤肿消散、损伤修复，并巩固疗效，缩短病程，减轻症状，提高患者生活质量。

（九）肱二头肌长头肌腱损伤三

患者胡某，女，68 岁。

就诊时间：2020 年 12 月 29 日。

主　　诉：右肩关节脱位后疼痛 1 个月余。

现 病 史：患者 1 个月前摔倒后出现后右肩关节疼痛伴活动受限，于急诊科就诊，X 线片提示右肩关节脱位，予手法复位。后患者逐渐出现右肩关节疼痛、无力，外用药物后症状改善不明显，再次前来就诊。

体格检查：右肩关节周围肿胀，肩关节前侧及外侧压痛阳性，肱二头肌长头肌腱触及滑动感，肩关节活动时可闻及弹响。

辅助检查：肩关节 MRI 提示右冈上肌萎缩，右肱二头肌长头肌腱损伤。

诊　　断：右肱二头肌长头肌腱滑脱。

治　　疗：正筋手法治疗。

患者取坐位，右肩放松，医者站在患者右肩前方，双手拇指呈"八"字形，复贴于患者右肩关节，并沿右肩关节前方、外侧交替推、揉、按、压，以松解局部痉挛的组织。嘱患者身体稍向前倾，助手握患者肘部顺势牵拉，并将右前臂缓缓从中立—旋后—旋前位转动；同时医者将拇指放在肱二头肌长头肌腱外侧，横向拨推滚动肌腱。当"咯噔"的声音消失，手下有"咕噜"滑动感后，将伤肢旋前，屈肘。治疗后，医者掌根在患者左肩关节前方、外侧采用罗氏正骨复贴手法捋顺至腕部，以疏通气血。

治疗后，患者疼痛消失，肩关节活动基本正常。

【按】肱二头肌长头肌腱损伤多为长期慢性劳损导致，但多与肩部外伤及受凉有关。该患者摔伤后肩关节脱位，复位后逐渐出现肩关节麻木沉重、乏力等症状，MRI 提示肱二头肌长头肌腱损伤，通过查体发现结节间沟附近触及滑动感，属罗氏正骨理论中"筋出槽"的范畴。手法复位前需先复贴，松解肩部肌肉，缓解局部痉挛紧张状态，待肩部松软、痉挛解除，通过推拨、复贴等手法，将出槽的肌腱归位。治疗后嘱患者近期避免肩关节大幅度活动，以免再次滑脱。

（十）肘关节扭挫伤

患者李某，男，32 岁。

就诊时间：2021 年 3 月 17 日。

主　　诉：左肘关节肿胀、疼痛伴活动略受限 1 周。

现 病 史：患者 1 周前不慎从座椅上摔下，致左手撑地，自觉左肘关节肿胀、疼痛，屈伸活动略受限，就诊附近医院拍 X 线片未见骨质异常。予以口服、外用药物治疗后未见好转。现仍觉前症明显，活动时加重，为进一步治疗，前来就诊。

体格检查：左肘关节轻度肿胀，局部皮温微热，关节周围皮色正常，关节局部压痛阳性，肘关节外侧触及条索感，关节屈伸活动略受限。

诊　　断：肘部扭挫伤。

辅助检查：左肘关节 X 线片未见明显骨质异常。

治　　疗：正筋手法治疗。

患者取坐位，放松位伸肘，医者坐于患者对面，自患者左上臂向下复贴，至前臂，舒缓肘关节上下肌肉紧张；助手双手握住患者左前臂牵拉，做内外旋动作，医者双手拇指置于痛点、条索处，顺势推按数次，待手下条索消失为宜；医者按住痛点处，助手配合缓慢屈伸患者肘关节，3～5次后即停；医者双手捧拢捋顺右上肢，促进气血顺畅，活血消肿。

治疗后，患者自觉左肘部肿胀稍轻，疼痛减轻，关节可做屈伸动作。经2次治疗，患者自觉左肘部肿胀、疼痛明显改善，关节活动正常。嘱患者2～3周内避免提重物、做关节扭转等动作；必要时将左肘部以屈肘中立位悬吊于胸前，制动保护；增加远端掌、指、腕部屈伸等活动，根据肘部疼痛、功能情况，逐步增加肘部活动，避免粗暴活动。

【按】根据病史描述，本案患者从座椅上摔下，致左手撑地，使肘关节发生超过正常活动范围的运动，引起关节外侧的损伤。部分专家认为肘关节急性损伤明显时，一般忌用手法治疗。罗师指出，这种观点不全面，对于包括肘关节扭挫伤等急性损伤，治疗以轻、柔手法为主，忌粗暴的重手法，以免疼痛未减轻，反而增加新的损伤，甚至诱发骨化性肌炎。本案治疗时以复贴、捋顺为主，促进活血消肿；矫正过程中，在牵拉旋转关节时进行推按，轻巧无暴力。经治疗，患者左肘关节处疼痛、肿胀、活动受限得以改善。此外，罗师强调，可借助影像检查进一步明确关节损伤的程度，必要时予以夹板或石膏固定，限制活动，加快愈合。嘱患者按期复诊观察病情变化。

（十一）肱骨外上髁炎

患者吉某，男，36 岁。

就诊时间：2020 年 11 月 19 日。

主　　诉：右肘部疼痛 1 个月余。

现 病 史：患者 1 个月前钓鱼甩杆后出现右肘部疼痛，未重视，后继续钓鱼甩杆，自觉右肘部疼痛逐渐加重，重则影响活动，夜间明显，为进一步治疗，前来就诊。

体格检查：右肘部周围无明显肿胀，局部皮色、皮温正常，肱骨外髁、腕伸肌起点处触及硬结感，肱骨外髁、前臂外侧上段压痛阳性，肘关节屈伸活动正常，前臂旋转功能障碍，腕伸肌紧张试验阳性。

诊　　断：肱骨外上髁炎。

治　　疗：正筋手法治疗。

患者取坐位，医者坐于患者对面，自患者肘上 10 cm 处向下复贴放松肘部、前臂筋肉，以肘部外侧上下为重点；助手握住患者右前臂，医者双手呈环握姿势握住患者右肘部，双手拇指置于肱骨外上髁处，在助手内外旋患者前臂时，医者顺势推按 4 ～ 5 次，至手下筋结松软为宜，后由助手屈伸患者右肘 3 次即停；医者一手扶住患者右前臂，另一手自肘上向下捋顺右肘、右前臂，以理顺腕伸肌上下气血。

治疗后，患者当下感觉右肘部疼痛减轻，右前臂旋转活动自觉轻松。经 3 次治疗后，右肘部疼痛明显改善，肘部活动正常，夜间无明显疼痛。嘱患者 3 ～ 4 周内避免甩杆等动作，注意肘部周围保暖，避免受凉。

【按】本案患者因反复做钓鱼甩杆动作，致使腕伸肌起点反复受到牵拉刺激而引起相关症状，出现肱骨外上髁炎，或肱桡关节滑囊炎。因为网球运动员较常出现，又称网球肘。罗师指出，本病是一种无菌性炎性病变，初起可能自觉肘外侧不适，或劳累后疼痛，日久加重，影响日常活动，如在提物、扭毛巾、扫地、拧衣服等活动中，出现疼痛乏力，并有酸胀感，或出现疼痛放射到右上肢其他部位，或是夜间疼痛加重。因本病可能出现放射痛，所以诊断时要充分认识疼痛出现的原因、部位等，结合相关查体以明确诊断，避免漏诊、误诊。手法治疗时，根据查体手下硬结、压痛，在牵拉旋转状态下，进行推按。治疗后嘱患者注意防护，让其认识到疼痛的简单机制，从而搭建良好的医患合作，维护健康。

（十二）桡骨茎突狭窄性腱鞘炎

患者李某，女，52岁。

就诊时间：2021年12月13日。

主　　诉：右腕部疼痛1个月余。

现 病 史：患者1个月前出现右腕部疼痛，以桡侧为主，提东西时明显，休息后改善不明显，就诊外院建议行针刀治疗，患者拒绝，为进一步手法治疗，前来就诊。

体格检查：右腕部周围无肿胀，局部皮色、皮温正常，桡骨茎突处触及压痛阳性，拇指屈伸活动略受限，握拳尺偏试验阳性。

诊　　断：桡骨茎突狭窄性腱鞘炎。

治　　疗：正筋手法治疗。

患者取坐位，医者坐于患者对面，自患者腕上 10 cm 处向下复贴放松肌肉，至远端手指处；助手握住患者右前臂，医者一手牵拉患者右手拇指，在拇指、第一腕掌关节做屈伸活动时，另一手握住患者手腕部，拇指置于桡骨茎突处顺势推拨 4～5 次；医者一手扶住患者手腕，另一手捋顺患者手腕、手指 2～3 次即可。

治疗后，患者当下感觉右腕疼痛减轻。经 3 次治疗后，右腕部桡侧无疼痛，拇指屈伸活动无明显疼痛，提东西无受限。嘱患者避免手腕部过度活动，少用凉水。

【按】罗师根据患者病情描述以及手法检查（体征明显，握拳尺偏试验阳性），考虑患者为桡骨茎突狭窄性腱鞘炎。本病是由于拇指或腕部活动频繁，肌腱与腱鞘局部出现渗出、水肿和纤维化，造成肌腱在腱鞘内的滑动受阻而引起的临床症状。在治疗中，坚持罗氏正骨法"两轻一重"的原则，矫正前后手法轻，矫正时根据情况针对性重点治疗。故手法操作中，牵开受损部位，进行推拨，手法忌蛮力、暴力，顺势而为。本病多见于中年以上的女性患者，尤其是家庭妇女和手工操作者（如纺织工人、木工和抄写员等）、哺乳期及更年期妇女。治疗后，疼痛缓解后，建议患者注意防护。此外，罗师强调，本病在非手术治疗后多能获得满意效果，但是，对于部分反复发作或非手术疗法无效者，可行手术治疗。

（十三）右腕关节腱鞘囊肿

患者陈某，女，23 岁。

就诊时间：2021 年 9 月 14 日。

主　　诉：发现右腕包块 1 周。

现 病 史：患者 1 周前运动后右腕关节背侧出现黄豆大小包块，无明显不适症状，未予重视。后来发现包块逐渐增大，腕关节掌屈时稍有疼痛，为进一步治疗，前来就诊。

体格检查：右腕关节背侧可见大小约 1.2 cm×1 cm 囊性包块，质软，边界清，活动度良好，压痛弱阳性，右腕关节掌屈时活动不利。

辅助检查：B 超提示右腕关节腱鞘囊肿。

诊　　断：右腕关节腱鞘囊肿。

治　　疗：理筋手法治疗。

患者取坐位，医者坐在患者对侧，嘱患者伸直前臂，医者一手握患侧手掌，使患者腕关节极限掌屈，另一手拇指尺侧抵在囊肿一侧，采用挫按手法用力挤压囊肿，使囊壁破裂。挤破囊壁后采用复贴、揉按等手法使囊内液体充分流出，散于皮下。

手法治疗后，用绷带在局部加压包扎 1 周。

【按】腱鞘囊肿好发于腕背部及足背部，可伴有或不伴有局部酸胀不适感，腕关节屈伸活动不利。对于新发腱鞘囊肿，多采用手法治疗，效果令人满意，但存在复发的可能性。为避免囊肿复发，手法治疗后在患处放置纽扣或硬币一枚，然后用绷带在局部加压包扎 1 周。其目的是使局部压强加大，使囊壁间紧密接触，形成粘连，避免复发。解除固定后可采用罗氏 1 号洗药外洗，改善局部血液循环。对于囊肿日久，囊壁变硬、变厚者，手法治疗效果较差，此时可采用三棱针或火针治疗，治疗后注意局部消毒，并用无菌敷料加压包扎2～3天。对于反复发作者，可行手术治疗，术中仔细分离并完整切除囊壁，若囊壁与关节腔相通，应结扎囊壁根部或缝合关节囊，术后加压包扎固定。

（十四）腕关节损伤一

患者张某，男，65岁。

就诊时间：2021年11月13日。

主　　诉：右腕关节疼痛2个月余。

现 病 史：患者2个月前右腕背伸位撑地后不慎扭伤，致右腕关节出现活动痛，内旋活动略受限，背伸位手掌撑地无力感，经休息、外用膏药后改善不明显，前来就诊。

体格检查：右腕关节周围肿胀不明显，局部皮温、皮色正常，尺骨茎突内上触及条索感，压痛阳性，内旋活动略受限。

诊　　断：腕关节损伤。

治　　疗：正筋手法治疗。

患者取坐位，医者站于患者对侧，自患者腕上10 cm处向下复贴放松肌肉，至手掌、手背处；医者一手握住患者腕关节掌背，另一手握患者手掌，拇指在上，其余四指在下呈虚握姿势，缓慢牵拉患者腕部至掌曲位，握掌背的拇指在尺骨茎突内上位置推拨条索，手下有滑动感即止；医者一手扶住患者手腕，另一手捋顺患者手腕、手指2～3次即可。

治疗后，患者当下感觉右腕疼痛改善，内旋活动受限改善，背伸手掌撑地不适感改善。经2次治疗后，右腕部无明显活动痛，内旋活动正常，背伸撑地活动无明显不适。嘱患者 2～3 周内避免患侧腕部过度内旋、背伸撑地动作，辅以罗氏洗药治疗，疏通局部气血。

【按】腕关节损伤，多是患者在运动过程中手掌先着地或者是由于其他的原因造成腕部间接的作用，使关节运动损伤，它一般包括软组织损伤、肌腱的损伤以及骨折。本案患者不慎在背伸位撑地扭伤右腕，未重视，迁延引起慢性损伤。因活动受限、活动痛就诊。根据其症状，考虑为筋伤，并查体发现病点关键在尺骨茎突背侧内上处，触及细条索感，予以逆"背伸损伤"，牵拉掌屈位推拨条索，将正筋的位置。筋归位，则疼痛、活动受限得以改善。罗师行 2 次手法治疗后，患者基本痊愈。但罗师强调本案属慢性损伤，因此在治疗期间，限制患者腕部活动，并予以中药外洗活血通络，巩固疗效。

（十五）腕关节损伤二

患者杨某，女，66 岁。

就诊时间：2021 年 11 月 13 日。

主　　诉：右腕关节疼痛 1 个月。

现 病 史：患者 1 个月前用右手端水壶时，不慎扭伤右腕，致右腕关节疼痛，外旋活动略受限，经休息、外用膏药后改善不明显，前来就诊。

体格检查：右腕关节周围肿胀不明显，局部皮温、皮色正常，尺骨茎突外侧触及条索感，压痛阳性，外旋活动略受限。

诊　　断：腕关节损伤。

治　　疗：正筋手法治疗。

患者取坐位，医者站于患者对侧，自患者腕上 10 cm 处向下复贴放松肌肉，至手掌、手背处；医者一手握住患者手掌，另一手握患者手腕，握手腕的手拇指在尺骨茎突外侧，其余四指并拢微弯，缓慢掌屈位牵拉患者腕部，拇指在尺骨茎突外侧推拨条索，手下有滑动感即停；医者再一手牵患者腕部，一手捋顺手腕、手指，2～3次即可。

治疗后，患者当下感觉右腕疼痛改善，外旋活动受限明显改善。经 1 次治疗，基本痊愈。嘱咐患者在 2～3 周内避免腕部过度旋转活动。

【按】本案患者在日常活动端水壶后致右腕扭伤。端水壶是在掌屈外旋动作下完成，所以扭伤表现在右腕尺侧，并影响外旋活动。罗师指出，结合损伤的缘由，可指导查体，可见尺骨茎突外侧触及条索感，压痛阳性。因此，治疗时通过牵引或者牵拉，充分暴露病灶区，再在侧推拨条索，将正筋的位置，从而使疼痛、活动受限改善。本案患者在经过 1 次手法治疗后，基本痊愈。此外，罗师还提到，在治疗时，病程长短与治疗频次、周期间有一定关系；明确病因，了解损伤机制，用以指导诊断与治疗；具体治疗过程，其实就是"顺生理、逆病理"的体现。

（十六）腕掌关节损伤

患者陈某，女，72 岁。

就诊时间：2020 年 11 月 2 日。

主　　诉：左腕关节疼痛 1 周余。

现 病 史：患者1周前不慎滑倒后左手撑地，致左腕关节桡侧疼痛，无明显肿胀，腕关节屈伸活动正常，拇指屈伸活动时觉不适，休息、外用膏药后改善不明显。现仍觉左腕关节处疼痛，为进一步诊治，遂来就诊。

体格检查：左腕掌关节桡侧无明显肿胀，局部皮温正常，腕掌关节桡侧活动时触及条索感，压痛阳性，腕关节屈伸活动正常，拇指屈伸、外展、内收活动略受限。

诊　　断：左腕掌关节损伤（桡侧）。

治　　疗：正筋手法治疗。

患者取坐位，左手伸平，掌心向下；医者坐于患者对面，一手扶住患者其他四指，一手自前臂向远端手指处行复贴手法；助手面向医者握住患者右前臂进行牵拉，医者一手握住患者拇指远端，做牵拉屈伸、外展内收活动，另一手拇指置于腕掌关节桡背侧，顺势推按，手下有滑动感即止；医者捋顺右前臂及远端手指，以促进气血疏通。

治疗后患者当下感觉左手拇指活动时腕部疼痛明显改善。嘱患者2周内避免拇指拧转、戳按等活动。经1次治疗患者左腕掌关节桡侧疼痛明显改善，关节活动基本正常。

【按】腕掌关节（桡侧拇指段）由大多角骨与第1掌骨底构成，是典型的鞍状关节。关节囊厚而松弛，可作屈、伸、收、展、环转及对掌运动。罗师指出，腕掌关节的扭伤常在拇指损伤时伴发，多为外伤原因引起。一般局部的手法检查，容易漏诊或诊治不清，可在关节活动过程中进行检查。这类损伤必要时可通过辅助影像检查排除骨折、脱位等，也可通过MRI判断有无软组织损伤。若损伤较轻，治疗后，辅助佩戴固定支具4～6周进行治疗；韧带损伤较严重者、手法治疗效果欠佳者，可借助手术治疗。本案患者腕掌关节处条索，是在关节活动状态下触及的。手法治疗以牵拉推按为主。治疗后患者筋正，则疼痛减轻、活动改善。

（十七）掌指关节损伤一

患者陈某，女，65岁。

就诊时间：2020年11月4日。

主　　诉：左手第一掌指关节疼痛、肿胀、屈伸受限1天。

现 病 史：患者1天前滑倒后左手撑地，致左手第一掌指关节处疼痛、肿胀，屈伸受限，就诊于附近医院，X线片显示骨质未见异常。为进一步诊治，遂来就诊。

体格检查：左手第一掌指关节轻度肿胀，局部皮温微热，局部皮肤未见明显青紫瘀斑，掌指关节背侧触及压痛阳性，关节屈伸活动受限。

辅助检查：左手X线片显示骨质未见异常。

诊　　断：左第一掌指关节损伤。

治　　疗：正筋手法治疗。

患者取坐位，左手伸平，掌心向下；医者坐于患者对面，一手扶住患者其他四指，一手复贴患者第一掌指关节，后做顺时针方向的环转摇晃5次；助手面向医生握住患者右前臂，医者一手握住患指远端指关节，做牵拉屈伸活动，另一手呈抓握姿势，拇指置于掌指关节背侧，进行顺势戳按，手下有滑动感即止；医者捋顺患者右手掌指，以疏通气血。

治疗后，患者当下感觉左手第一掌指关节处疼痛减轻、肿胀渐消，屈伸活动基本正常，偶绝活动时局部酸痛。嘱患者 2 周内避免掌指关节处受凉，避免过度捫拉、拧转等动作。经 1 次治疗患者左手第一掌指关节症状基本得到解除。

【按】掌指关节，是由掌骨头、近节指骨基底部、肌腱及其腱划、关节囊、关节囊周围副韧带及侧副韧带等结构组成的。任何一个结构的病变都会引起掌指关节疼痛掌指关节损伤。常见病因为外伤和劳损。如何诊治小关节部位的筋伤？罗师认为，初学者需要了解损伤机制、病位，用以指导手法检查，进而仔细触摸条索感或筋漂浮感等。本案患者是在摔倒时左手撑地保护，使得第一掌指关节过度背伸，导致掌指关节的关节囊过度牵拉而出现损伤。检查时侧重关节背侧，或在屈伸位时进行检查。治疗以牵拉屈伸戳按为主。此外，罗师强调，部分损伤因病灶不明确，可将手法检查与手法治疗结合，如手法检查的过程中触及异常感，可直接进行矫正治疗。

（十八）掌指关节损伤二

患者丁某，女，72 岁。

就诊时间：2021 年 5 月 21 日。

主　　诉：左手第一掌指关节疼痛、背伸受限 2 个月。

现 病 史：患者 2 个月前因长时间用力使用拇指做点按动作，后逐渐出现掌指关节疼痛、背伸活动受限，未重视。现自觉前症仍明显，外用膏药等改善不明显，为进一步诊治，遂来就诊。

体格检查： 左手第一掌指关节无明显肿胀，局部皮温正常，掌指关节背侧触及轻压痛，关节外展、屈曲活动正常，背伸活动受限。

诊　　断： 左第一掌指关节损伤。

治　　疗： 正筋手法治疗。

患者取坐位，左手伸平，掌心向下，医者坐于患者对面，一手扶住患者其他四指，一手复贴患者第一掌指关节；医者一手抓握患者拇指，进行牵拉摇晃，另一手拇指置于患者掌指关节背侧，顺势戳按，手下有滑动感即止；医者理顺患者右手掌指关节。

治疗后，患者当下感觉左手第一掌指关节背伸活动角度增大，关节处疼痛减轻。嘱患者2周内避免掌指关节处受凉，避免过度抻拉、拧转等动作。经2次治疗后，患者左手第一掌指关节症状基本得到解除。嘱患者用罗氏外洗药泡洗，以活血通络。

【按】本案患者因劳损致第一掌指关节损伤，出现疼痛、活动受限，现为陈旧性损伤。罗师强调，因拇指占整体手功能的 $50\% \sim 60\%$，若拇指的活动出现问题，则对于手指的功能丢失影响较大。若出现第一掌指关节的损伤必须引起重视，积极进行诊治，避免影响功能活动。

在远端关节损伤的治疗中，需将手法检查于手法治疗相结合。本案的诊治以牵拉摇晃戳按为主，在牵拉摇晃关节的时候，触摸关节背侧的异常感，并行推拨戳按，使异物感消失或平整。此法要求轻巧，避免蛮力、暴力，反而忽视或者触摸不到异常感。治疗后考虑患者掌指关节损伤为陈旧伤，予以罗氏外洗药，促进局部筋络、气血通畅。

（十九）指间关节损伤

患者陈某，女，65 岁。

就诊时间：2020 年 11 月 4 日。

主　　诉：左手食指关节疼痛 2 天。

现 病 史：患者 2 天前打篮球后不慎戳伤左手食指，左手食指远端指节处疼痛、肿胀，屈伸活动略受限，就诊于附近医院急诊，X 线片排除骨折、脱位。现仍觉前症明显，为进一步诊治，遂来就诊。

体格检查：左手食指远端指节背侧轻度肿胀，局部皮温微热，压痛阳性，远端指间关节背侧触及细条索感，远端指节屈伸活动略受限。

辅助检查：左手 X 线片未见骨折、脱位征象。

诊　　断：左手食指远端指间关节损伤。

治　　疗：正筋手法治疗。

患者取坐位，左手伸平，掌心向下；医者坐于患者对面，复贴患者左手食指关节；助手面对医者站立，一手扶住患者左手食指；医者一手捏住患者食指末节，屈伸远端关节时行环转摇晃，另一手拇指置于患者食指远端指间关节背侧，顺势推压，待条索感消失即停；医者将顺患者右手食指数次。

治疗后，患者当下左手食指屈伸活动自如，指间关节处疼痛渐轻。经 1 次治疗后，患者左手食指关节疼痛基本改善，远端指节活动正常。嘱患者以膏药条为固定带，每日 1 次，固定 2 周；2 ～ 3 周内避免食指远端指节用力，暂停打篮球等运动。

【按】本案患者在打篮球时不慎戳伤左手食指，左手食指远端指节疼痛、肿胀、活动受限。考虑其食指受到暴力，致使指间关节的韧带、关节囊损伤。此类损伤轻则韧带损伤，重则韧带断裂、甚至出现骨折、脱位征象。罗师强调，现阶段，尤其是年轻医师，针对外伤患者，应予以完善相关检查，避免漏诊、误诊。对于急性损伤患者应制动休息，24小时局部冰敷，或外用活血药剂。同时，罗师认为，手法治疗的前提是明确病位与筋伤变化情况，即条索感。进行具体手法治疗时，在关节屈伸等活动中进行手下触诊，并在这一过程中进行正筋，手法宜轻，忌蛮力、重力，避免影响检查或加重损伤。手法治疗结束后，固定是关节损伤中的重要缓解步骤，因手指远端指节的特殊位置，故以膏药条代替夹板，在活血止痛的同时，限制关节的活动。若损伤较重者，仍需外固定支具固定保护。

五、下肢疾病

（一）大腿后侧肌肉损伤

患者范某，女，33岁。

就诊时间：2021年2月11日。

主　　诉：右臀、右大腿后侧酸痛半天。

现 病 史：患者半天前在坐位姿势下，伸直抬高右下肢至桌面高度时，突然出现右臀、右大腿后侧酸痛，局部发热感，休息后未见改善，引起走路活动不适，为进一步诊治，遂来就诊。

体格检查：右下肢后侧肌肉稍紧张，大腿上段明显，右臀部后侧、大腿后侧上端触及皮温微热，无明显肿胀，右大腿后侧上段处触及条索感，压痛阳性，髋、膝关节活动。

诊　　断：大腿后侧肌肉损伤。

治　　法：正筋手法治疗。

患者取俯卧位，医者站于患侧，自患者右侧臀部向下进行复贴，松解右侧下肢紧张肌肉；患者取侧卧屈膝位，助手站于患者前侧，双手握住患者右踝顺势做屈髋动作，医者站于患者后侧，双手拇指置于条索处推拨 3 次，至手下条索松软，条索感消失即停；医者以理筋手法捋顺右下肢后侧肌筋，贯通上下气血。

治疗后，患者当下感觉右臀、右大腿后侧酸痛明显改善，大腿后侧发热感下移至大腿下段。嘱患者避免大腿后侧的抻拉动作。经 1 次治疗后，患者右臀、右大腿后侧酸痛基本消除。

【按】大腿后侧的肌肉出现损伤在日常生活多见于一些健身人群或者是一些高强度锻炼的人群当中。本案患者因姿势不当引起轻度损伤。根据患者描述损伤的机制以及查体，在大腿后侧上段触及条索感，治疗以屈伸推拨为主。罗师强调，罗氏正骨手法治疗筋伤的前提是明确损伤机制、明确病灶、明确诊断。手法检查，应多查、多摸、多体会，从而做到"手摸心会"。此外，罗师指出，如果出现大腿后侧肌肉损伤，先停止当下活动，条件允许时，进行卧床休息。若损伤较重，24 小时内局部先给予冷敷来进行处理，或辅助外用药物以活血止痛，必要时尽早到医院就诊。

（二）股四头肌损伤

患者李某，男，22 岁。

就诊时间：2019 年 10 月 26 日。

主　　诉：左大腿前侧疼痛 1 周。

现 病 史：患者 1 周前快跑时不慎被绊倒，姿势呈前扑状，致左膝着地，后出现左大腿前侧疼痛，中下段症状明显，屈伸活动时症状明显，勉强行走，外用活血止痛类药物后改善不明显，为进一步治疗，前来就诊。

体格检查：右大腿前侧中下段轻度肿胀，局部皮温略高于健侧，可见片状青紫瘀斑，局部压痛阳性，屈曲活动尚可，伸直活动障碍。

诊　　断：股四头肌损伤。

治　　疗：正筋手法治疗。

患者取仰卧伸膝位，医者立于患侧，双手捧陇患者左大腿，自上而下至膝关节、小腿处进行复贴，以活血消肿；一助手固定患者大腿上段，另一助手双手握患者踝关节处进行牵拉，内旋、外旋患肢，此时，医者双手拇指置于痛点处，进行分拨，至手下肌肉渐松软；医者一手握住患者患侧踝关节，另一手托住患者膝关节后侧，辅助患者进行屈髋、屈膝数次；医者捋顺患者大腿至小腿处肌肉，以促进气血通畅。

治疗后，患者当下自觉大腿痛感减轻，肿胀不明显，屈伸活动稍自如。经 3 次手法治疗后，患者大腿前侧疼痛明显改善，行走基本如常，伸膝时偶觉大腿中下段酸痛。嘱患者 4 周内避免跑跳等活动，4 周后逐步增加运动量。

【按】股四头肌损伤是由于剧烈奔跑或突然踢物等动作使股四头肌猛然收缩，或由于暴力打、砸、撞等作用于大腿前面而引起的肌肉损伤。主要症状是伤处疼痛、肿胀、局部压痛、髋膝关节活动功能障碍、走路跛行，重者可在疼痛部位或撕裂部位摸到裂隙，而病程久者则出现股四头肌无力甚至萎缩。罗师指出，肌肉的急性损伤的处理相当重要，可参考踝关节损伤的急症处理，如制动休息、冰敷、局部外用药等。损伤症状较重者需及时就诊，避免延误病情，影响运动功能。关于股四头肌损伤的治疗，急性期的手法应以轻手法为主。本案的筋伤是跨关节的肌肉损伤，治疗时需辅助牵拉旋转来消肿散瘀，并屈伸滑利关节，从而减轻疼痛，使关节功能得到改善。

（三）膝关节半月板损伤一

患者刘某，男，42岁。

就诊时间：2019年3月26日。

主　　诉：膝关节疼痛伴活动受限3个月余。

现 病 史：患者3个月前施工时不慎扭伤右膝，致膝关节内侧撕裂痛，活动受限，遂到当地医院就诊，完善膝关节MRI提示右膝关节内侧半月板后角损伤，经住院保守治疗后，前症改善不明显。为进一步治疗，前来就诊。

体格检查：右膝关节肿胀，局部皮温接近正常肤温，膝关节内侧关节间隙触及摩擦音，压痛明显，膝关节屈曲活动受限，屈曲呈90°，右膝浮髌试验阳性，右膝关节回旋挤压试验阳性。

辅助检查：膝关节MRI提示右膝关节退行性改变，右膝髌骨软化，股骨内侧关节面及软骨损伤，右膝关节腔及髌上囊积液，右膝关节内侧半月板后角损伤，前角及外侧半月板变性。

诊　　断：膝关节半月板损伤、膝关节退行性病变。

治　　疗：正筋手法治疗。

患者取仰卧伸膝位，医者立于患侧，双手捧陇贴放在患者伤膝关节，自上而下进行复贴；医者双手按在患者股内、外侧肌处进行拿捏，到胫骨近端，可反复5次至皮肤微温；患者略屈膝，医者单手或双手拇指与四指分开，微屈呈钳状，轻轻抓提患者髌骨上下缘，反复3次；助手固定患者踝关节，医者一手托住患者膝关节后方，另一手拇指按在痛点，稍加用力挫按，指下有响声或震动感，手法即停；患者继续仰卧伸膝，一助手固定患者骨盆，另一助手握住患者踝关节，医者双拇指贴在患者双膝眼处，其余四指对托膝关节，与助手共同将患者膝关节屈曲、伸直，活动数次，至关节磨擦响声消失；最后，医者自上而下捋顺患者膝关节周围肌肉，通畅气血。

【按】半月板是膝关节内股骨髁与胫骨平台之间的内、外侧两个半月形纤维软骨组织，边缘厚，附着内外关节囊，中央游离缘薄。半月板损伤常见于膝关节屈伸伴随小腿内外旋或内外翻时，使半月板产生矛盾运动所致，是体育运动中多发损伤之一。本案患者因扭伤致膝关节损伤，结合影像技术可知膝关节半月板损伤，保守治疗效果欠佳，迁延为慢性损伤。明确基本信息后，在治疗时以慢性疾病考虑，予以"复贴＋拿捏＋抓提髌骨"以疏通膝关节周围关节肌肉的气血，手法深透、均匀、柔和。矫正手法以明确的病点为单位进行挫按、滑利关节。此时以重手法为主，力求循序渐进与立竿见影相糅合。治疗的手法仍是以促进疏通气血、活血散肿为主，避免因手法出现的不适反应。

（四）膝关节半月板损伤二

患者李某，男，43岁。

就诊时间：2019年10月28日。

主　　诉：右膝关节疼痛、肿胀3周。

现 病 史：患者3周前踢球后，出现右膝关节疼痛、肿胀，未做特殊处理。现仍觉右膝关节疼痛、肿胀明显，影响行走、屈伸活动，遂来就诊。

既 往 史：膝关节扭伤史（未处理）。

体格检查：右侧膝关节外侧轻度肿胀，髌上20 cm处右膝周径为51 cm、左膝周径为54 cm，股四头肌肌肉萎缩，关节外侧间隙处压痛阳性，触及摩擦音，被动屈曲膝关节有弹响，浮髌试验弱阳性，膝关节伸膝抗阻试验阳性，膝关节屈伸活动略受限。

辅助检查：膝关节 MRI 提示右膝关节退行性改变，右膝关节腔及髌上囊积液，右膝关节外侧半月板体部部分损伤，前角及内侧半月板变性。

诊　　断：膝关节半月板损伤，膝关节退行性病变。

治　　疗：正筋手法治疗。

患者取仰卧伸膝位，医者站于患侧，双手捧陇贴放在患者伤膝关节，自上而下进行复贴；一助手固定患者大腿上段，另一助手握住患者踝关节，进行对抗性牵拉，并内外旋右下肢，此时医者双手拇指按在患者膝关节外侧间隙痛点位置，顺势推拨、挫按，指下有滑动感时手法即止；患者继续仰卧伸膝，医者双拇指贴在患者膝关节外侧间隙处，助手握住患者踝关节，辅助进行膝关节屈曲伸膝动作，活动 3 次；最后，医者双手捧拢捋顺患者膝关节周围肌肉，自上而下至小腿、远端足趾，以通畅下肢气血。

【按】膝半月板损伤是体育运动中多发损伤之一。本案患者既往因踢球后出现膝关节疼痛，未重视，近日再次出现前症，查体时发现右膝周径小于左膝，考虑与陈旧损伤未及时治疗有关。又因患者疼痛明显，罗师在检查中发现患者半月板有损伤，当即予以手法治疗。治疗后给予患者完善膝关节影像检查，进一步明确为膝关节半月板损伤。由此可知，罗氏正骨法中手法检查对于疾病的诊断很重要，以此指导治疗，用屈伸旋转加推拨挫按的方法，改善了因半月板损伤出现的疼痛症状。此外，罗师强调，骨伤专业，尤其是做正骨，手法是基础，以手法为指导，先检查，后治疗，或者检查与治疗交叉。这样，不断实践，不断总结，才能达到"手摸心会""使患者不知其苦"。

（五）膝关节骨性关节炎

患者黎某，女，65 岁。

就诊时间：2020 年 4 月 25 日。

主　　诉：左膝关节疼痛 5 年余。

现 病 史：患者 5 年前无明显诱因出现左膝关节疼痛，上下楼、久行、久站时明显，自觉疼痛加重，重则影响关节活动，曾就诊于附近医院，行针灸、口服药物等治疗，效果欠佳。期间劳累后症状反复。现患者为求进一步诊治，前来就诊。

体格检查：左膝关节稍肿大，内侧可见明显骨突起，左膝关节周围皮温略低，膝关节内侧压痛阳性，局部触及条索感，关节屈伸活动略受限，髌骨研磨试验阳性，内外侧应力试验阴性，麦氏征阴性。

辅助检查：膝关节 X 线片提示膝关节退行性改变。

诊　　断：左膝关节骨性关节炎。

治　　疗：正筋手法治疗。

患者取仰卧伸膝位，医者站于患侧，双手捧陇患者左下肢，进行复贴，以膝关节上下为重点；在患者膝关节内侧进行拿捏，松解股内侧肌；医者一手轻置于患者髌骨上，进行顺时针（或逆时针）的揉转，至手下皮温微热，以患者髌股无痛为宜；助手握住患者踝关节来屈伸左膝，医者一手托住患者膝关节后方，另一手拇指按在患者膝关节内侧条索处，顺势挫按，指下有滑动感即停；患者继续仰卧伸膝，一助手固定患者骨盆，另一助手握住患者踝关节，医者双拇指贴在患者双膝眼处，其余四指对托膝关节，与助手共同将患者膝关节屈曲、伸直，活动数次，至关节磨擦响声消失；最后，医者自上而下将顺患者膝关节周围肌肉，通畅气血。

治疗后，患者当下负重活动自觉左膝轻松。经 5 次治疗后，患者膝关节内侧疼痛、关节活动受限症状基本改善。嘱患者注意膝关节防寒、保暖，避免蹲起等动作，增加膝关节周围肌肉的锻炼。

【按】罗师认为，骨性关节炎是一种以退行性病理改变为基础的疾病，其病理是由浅及深，由滑膜、软骨至骨的进展性过程。本案患者膝关节症状主要表现为上下台阶时膝关节疼痛、坐起立行时膝部酸痛不适等。这类退变性疾病的治疗主要以减轻症状、改善功能为主，且患者膝关节内侧出现骨突起改变，说明关节退变影响到下肢力的变化。治疗时侧重关节内侧的治疗，调整关节双侧力的平衡，减缓退变。因此，罗师强调，罗氏的治疗理念不仅是改善症状体征，还需要增强防治意识。即避免长时间处于一种姿势，更不要盲目地反复屈伸膝关节、揉按髌骨；注意膝关节防寒保暖；避免膝关节过度劳累；尽量减少上下台阶等使膝关节屈曲负重的运动，以减少关节软骨的磨损；注意增加股四头肌功能锻炼。

（六）膝关节退行性骨性关节炎

患者邱某，女，72岁。

就诊时间：2019年5月26日。

主　　诉：左侧膝关节疼痛1年余，加重1个月。

现 病 史：患者1年前久行后出现左膝关节疼痛，活动受限，时有卡顿感，行理疗等治疗后症状改善欠佳。期间劳累后前症容易反复。1个月前劳累后再次出现左膝关节疼痛，时有卡顿，活动受限。就诊于外院，完善膝关节MRI提示双膝重度骨性关节炎，建议关节置换手术治疗，患者及家属为求保守治疗，遂来就诊。

既 往 史：双膝重度骨性关节炎，膝关节镜术后。

体格检查：左膝关节轻度内翻畸形，关节内侧可见骨突起感，轻度肿胀，髌前、髌下脂肪垫处明显，局部皮温微热，关节内侧压痛阳性，触及条索感，屈伸活动时伴摩擦音，浮髌试验阴性，髌骨研磨试验阳性，左膝关节活动受限，活动度100°－10°－0°。

辅助检查：膝关节MRI提示双膝重度骨性关节炎，左膝关节少量积液。

诊　　断：膝关节退行性关节炎。

治　　疗：理顺筋骨手法治疗。

患者取仰卧伸膝位，医者站于患侧，双手捧陇贴放在患者左侧膝关节，自髌上 10 cm 向下至小腿处，行复贴手法，以松解紧张的肌肉；医者双手按在患者股内、外侧肌处进行拿捏，到胫骨近端，以大腿内收肌为主；一助手固定患者髋部，另一助手握住患者左侧踝关节，做内外旋下肢活动，医者双手拇指按在患者关节内侧条索处，顺势进行推拨，指下有滑动感即停；患者继续仰卧伸膝，一助手固定患者骨盆，另一助手握住患者踝关节，医者双拇指贴在患者双膝眼处，其余四指对托膝关节，与助手共同将患者膝关节屈曲、伸直，活动数次，至关节磨擦响声减轻或消失；最后，医者自上而下捋顺患者膝关节周围肌肉，通畅气血。

治疗后，患者自觉左膝关节轻松，关节可做屈曲活动。经 5 次治疗，患者左膝疼痛明显改善，关节活动度 130° −10° −0°。嘱患者避免关节劳累、受凉，减少蹲起、上下楼等活动，适当增加膝关节周围肌肉锻炼。

【按】本案患者既往膝关节重度骨性关节炎，因劳累后症状反复，为保守治疗而就诊。根据手法检查，髌前、髌下脂肪垫轻度肿胀、突起，关节内侧触及条索感，且屈伸活动受限。在治疗时，以慢性疾病考虑，予以"复贴＋拿捏"以松解、疏通膝关节周围关节肌肉和气血；理顺筋骨手法则用于在条索、痛点处进行推拨，顺势滑利关节，以辅助调整关节功能，以上手法均要求深透、柔和。考虑患者为重度骨性关节炎，治疗以循序渐进为主。经治疗患者症状得以改善。罗师指出，对于重度骨性关节炎患者，治疗按慢性病进行管理治疗,不可强求效果立竿见影,欲速则不达,手法操作应连贯有序。

（七）膝关节内侧副韧带损伤一

患者王某,男,50岁。

就诊时间:2021年6月2日。

主　　诉:右侧膝关节肿胀疼痛、活动略受限1周。

现 病 史:患者1周前踢球时,不慎扭伤致右侧膝关节疼痛、肿胀,屈伸活动略受限,行走不便,为进一步治疗,遂来就诊。

体格检查:右侧膝关节轻度肿胀,局部皮温微热,内侧为著,内侧副韧带处压痛,触及条索感,骨擦音未及,浮髌试验阴性,内侧应力试验阴性,膝关节屈伸活动略受限。

诊　　断:膝关节内侧副韧带损伤。

治　　疗:正筋手法治疗。

患者取仰卧伸膝位,医者立于患侧,双手自右膝上方向下,行捧陇复贴手法,使膝关节周围肌肉变得松软;一助手固定患者右侧大腿上段,另一助手握住患者踝关节,做对抗性牵拉旋转动作,医者顺势推拨关节内侧的条索,手下有滑动感即停;医者双手捧拢患者膝关节患处内外侧,握住患者踝关节的助手辅助患者进行膝关节屈伸数次;最后,医者自上而下捋顺膝关节周围肌肉、气血。

经治疗,患者右膝内侧疼痛渐轻,行走时不便感减轻。经2次治疗后,患者前症基本解除,嘱患者2～3周内避免膝关节扭转动作。

【按】膝关节侧副韧带损伤,以内侧副韧带损伤较为常见。压痛点或病灶位置常在股骨内上髁或胫骨内髁的下缘处。本案患者有明确外伤史，根据其损伤情况，考虑其是在关节旋转时扭伤，从而出现膝关节疼痛、肿胀。通过手法检查，在内侧韧带所在位置，触及压痛、条索感，故治疗时松解紧张肌肉后，在牵拉旋转过程中进行推拨（此处推拨手法不可过重，避免加重损伤），最后以拇顺手法疏通上下气血。经治疗，患者膝关节疼痛、肿胀的症状基本得到改善。罗师指出，对于膝关节周围韧带的损伤，根据损伤的程度决定是否采用手法干预，必要时建议完善检查，或行手术治疗；对于膝关节外侧副韧带的损伤，在压痛点（股骨外上髁或腓骨小头）或条索处进行主要治疗，具体操作仍需根据损伤情况及损伤的手法检查结合，进行调整。

（八）膝关节内侧副韧带损伤二

患者陈某，男，35 岁。

就诊时间：2019 年 7 月 12 日。

主　　诉：间断右侧膝关节肿胀疼痛 1 年余，加重伴活动受限 1 周。

现 病 史：患者 1 年前因踢球致右膝关节扭伤，后膝关节周围出现肿胀疼痛，休息后症状稍有缓解，未做处理。期间运动后膝关节间断出现疼痛，休息、外用膏药后稍缓解。1 周前踢球后自觉右膝关节疼痛加重，伴关节屈伸活动受限、行走不便，遂来就诊。

体格检查：右侧膝关节肿胀，皮温微热，股骨内髁处压痛阳性，触及条索感，骨擦音未及，膝关节屈伸活动受限，内侧应力试验阳性。

诊　　断：膝关节内侧副韧带损伤。

治　　疗：正筋手法治疗。

患者取仰卧伸膝位，医者立于患侧，双手捧陇患者膝关节，自上而下进行复贴；患者略屈膝，医者双手拇指与四指分开，微屈呈钳状，拇指置于患者股骨内髁条索处，在助手握住患者踝关节屈伸膝的同时，分拨3～5次，触及手下条索感略平整即止；医者自上而下捋顺患者膝关节周围肌肉，通畅气血。

经治疗，患者当下自觉右膝关节轻松，可做膝关节屈伸活动，负重行走活动自如。嘱患者避免膝关节扭转，尤其屈膝位扭转等动作。经3次治疗后，患者右膝关节肿胀明显消除，膝关节疼痛明显改善，关节屈伸活动自如。嘱患者做好运动前后的热身、放松，避免损伤。

【按】膝关节侧副韧带损伤，多由直接撞伤或在屈膝旋转位突然跌倒引起。轻者部分损伤，重者可完全断裂或伴有半月板、十字韧带损伤。若不及时诊治，会严重影响关节功能。膝关节过度内翻或外翻时，被牵拉的韧带超出生理负荷后会发生撕裂、断裂等损伤，造成以膝关节肿胀、疼痛、功能障碍、有压痛点等为主要表现的疾病。内侧副韧带损伤时，压痛点常在股骨内上髁或胫骨内髁的下缘处；外侧副韧带损伤时，压痛点在股骨外上髁或腓骨小头处。本案患者既往有外伤史，期间未特殊诊治。1周前因运动，前症加重，影响活动。通过罗氏手法检查，明确患者为副韧带损伤。考虑既往外伤，治疗时予以充分复贴松解关节周围肌肉，矫正以分拨、屈伸为主，最后捋顺疏通上下气血。忌暴力施法、盲目推拨，避免造成周围筋肉组织肿胀、患者症状加重。

（九）腓肠肌损伤

患者唐某，男，65 岁。

就诊时间：2019 年 11 月 23 日。

主　　诉：右小腿后侧疼痛 3 天。

现 病 史：患者 3 天前快速爬坡后，右小腿后侧出现疼痛，行走活动时明显，外用膏药后改善不明显，为进一步诊治，遂来就诊。

体格检查：右小腿后侧轻度肿胀，中上段明显，小腿后侧肌肉略绷紧，小腿中上段偏内侧触及硬结感，压痛阳性，膝关节、踝关节屈伸活动尚可。

诊　　断：右腓肠肌损伤。

治　　疗：正筋手法治疗。

患者取俯卧位，右小腿充分暴露，医者站于患侧，双手捧拢复贴患者右小腿，舒缓绷紧的小腿，待其稍松软；医者双手拇指置于患者小腿硬结处，嘱患者正常呼吸，此时医者推拨硬结 3 ～ 5 次，至手下硬结松软即可；医者以捋顺手法理顺筋络，疏通患者小腿上下的气血。

治疗后，患者当下行走活动疼痛减轻。嘱患者 1 周内避免长距离行走、跑步等活动，2 周内避免腿部扭转动作，局部外用膏药辅助活血散瘀止痛。经 1 次治疗，患者右小腿后侧疼痛基本缓解，行走活动基本无影响。

【按】腓肠肌是小腿后侧的肌肉，上边起于股骨远端及胫腓骨近端膝关节后方，下端起于足跟骨结节。腓肠肌损伤分为腓肠肌上段损伤及腓肠肌下段损伤。罗师指出，本案患者损伤属于前者，考虑患者是在准备活动不充分的情况下做快速爬坡跑步动作，造成肌肉挫伤或撕裂，以致小腿后侧触及硬结感，影响行走活动，但关节活动无受限。此类损伤可采用保守治疗。罗氏正骨法治疗本案，主要以散结消肿为主，即推拨硬结至松软。因患者维持正常生活，需要确保基本行走活动，予以外用膏药促进散瘀消肿。

（十）踝关节扭伤一

患者李某，男，35 岁。

就诊时间：2021 年 1 月 3 日。

主　　诉：右踝关节疼痛、肿胀伴活动受限 1 周。

现 病 史：患者 1 周前下楼梯不慎踩空，致右踝关节扭伤，出现踝关节疼痛、肿胀伴活动受限，遂至附近医院检查。X 线片未见骨折与脱位，予以局部冰敷、外用膏药。现仍觉疼痛、肿胀明显，活动受限，影响行走活动，今来就诊。

体格检查：右踝、足外观呈稍内翻位改变，右踝外侧、足背肿胀明显，局部皮温尚可，外踝前侧压痛阳性，触及条索感，踝关节内、外踝均未触及骨擦感，右踝关节屈伸、内翻活动受限，内翻应力试验阳性。

辅助检查：右踝关节 X 线片未见骨折、脱位征象。

诊　　断：右踝关节扭伤。

治　　疗：正筋手法治疗。

患者取仰卧位，右下肢伸直放松置于治疗床上，医者站于患侧，自患者小腿中段向下至足背处，进行复贴；医者一手握住患者足背远端，使足呈跖曲内收位，另一手拇指置于患者外踝条索处，进行推拨，触及弹响感即止；医者捋顺手法疏通右侧踝关节、足背、足趾远端气血。

治疗后，患者当下自觉右踝疼痛、肿胀减小，屈伸时疼痛不明显，且活动基本正常。查看右侧足、踝关节外观内翻位得到纠正。嘱患者戴护踝保护3周，减少久行、久站、跑步等活动。经2次治疗，患者右踝关节疼痛、肿胀、活动受限症状基本改善。

【按】踝关节是人体距离地面最近的负重关节，也就是说踝关节是全身负重最多的关节。踝关节的稳定性对于日常的活动和体育运动的正常进行起重要的作用。罗师指出，踝关节扭伤可能导致外踝的距腓前韧带跟腓韧带、内踝三角韧带、下胫腓横韧带等部位的损伤。轻则出现局部韧带的撕裂，重则发生韧带断裂引起踝关节不稳，且多同时合并其他韧带损伤和骨折。本案通过踝关节内翻应力活动可初步判断韧带撕裂，因此主要治疗因扭伤而关节周围组织结构的变化，即右踝、右足内翻外翻改变，右踝前方条索改变。手法以牵拉推拨为主。罗师强调，关节处损伤的治疗以"欲合先离"为指导，使患处充分暴露，为手法操作打开空间。这样治疗操作方便、快捷，一定程度上有助于损伤修复。

（十一）踝关节扭伤二

患者张某，女，42岁。

就诊时间：2021年12月24日。

主　　诉：左踝关节疼痛、肿胀2周余。

现 病 史：患者 2 周前下楼梯不慎扭伤左踝，出现左踝关节疼痛、肿胀，影响行走活动。遂至当地医院就诊，完善左踝 X 线片未见明显骨质异常，予以口服、外用活血止痛类药物治疗，居家休养。现患者左踝关节疼痛、肿胀缓解不明显，仍觉影响行走活动。今跛行缓慢步入诊室就诊。

体格检查：左踝关节内侧及足背偏内侧微肿胀，局部触及压痛阳性，触及骨突起，踝关节活动时闻及弹响声，踝关节外翻活动略受限。

辅助检查：左踝 X 线片未见明显骨质异常。

诊　　断：左踝关节扭伤。

治　　疗：正筋手法治疗。

患者放松，取仰卧位，医者站于患侧，双手掌自患者小腿中段向下进行捧拢复贴，至足趾远端，以内侧为主；助手双手固定患者左侧小腿上段，医者一手托住患者足跟部进行牵拉，另一手握住患者足背，内翻左踝关节的同时推按骨突起，并顺势拖拉关节，闻及关节弹响声即停；医者双手自患者小腿向下、向远端进行捋顺，以活血经络。

治疗后，患者当下行走活动疼痛减轻，活动较前自如，查体可见左踝内侧骨突起稍平整。嘱患者避免久行、跑跳等活动，佩戴护踝保护 3 周。经 2 次治疗后，患者前症基本痊愈，行走活动基本无影响。

【按】踝关节周围结构特殊，易出现扭伤。罗师认为，踝关节扭伤后关节内部结构出现变化，使其失去平衡，以致行走活动时疼痛加重、活动受限。一般完善影像检查时，可见骨质未出现异常，但关节间隙不等，可能关节活动时出现弹响，或者治疗时出现响声。踝关节内侧的损伤较为少见，治疗时，可根据损伤的过程、损伤机制等，来选择背屈、内旋、外旋等不同方法，具体操作以拖拉推按为主。通过调整，关节内部平衡得到恢复，局部疼痛、肿胀也会得到缓解。此外，罗氏正骨手法强调的"两轻一重"体现在治疗的全部过程中，具体手法要轻巧柔和，避免因重力、蛮力加重患者疼痛感。

（十二）踝关节扭伤三

患者赵某，女，8岁。

就诊时间：2020年7月12日。

主　　诉：扭伤致右踝关节疼痛肿胀2天。

现 病 史：患者2天前跑步时不慎扭伤致右踝内翻，出现右踝关节疼痛、肿胀，未重视。现患者右踝关节疼痛、肿胀明显，经休息、外用药膏后未见缓解，影响行走活动，遂来就诊。

体格检查：右踝轻度内翻状态，踝关节外侧肿胀明显，局部皮温微热，皮色无明显变化，踝关节前下方可触及条索感，压痛阳性，右踝关节内翻活动受限，屈伸活动尚可。

辅助检查：右踝X线片未见明显骨折、脱位征象。

诊　　断：右踝关节损伤。

患者放松，取仰卧位，医者站于患侧，自小腿中段向下进行复贴，至足背处，以促进小腿、足踝处的气血通畅；医者一手握住患者足背远端，另一手四指握住患者足跟向下做牵拉，拇指置于外踝处，此时，握住患者足背的手进行拖拉，而外踝处的拇指进行推拨，闻及关节弹响声即止，而外踝处条索消失；医者捋顺患者右侧踝关节、右侧足背，以疏通经络。

治疗后，患者当下行走活动基本正常，查体见右踝外侧肿胀逐渐消退，踝关节前下方的条索感消失，局部轻压痛，内翻活动稍受限。嘱患者减少跑跳活动，戴护踝保护 2～3 周。经 2 次治疗后，患者基本痊愈，行走活动基本无影响，无受限。

【按】踝关节损伤中外侧副韧带损伤较常见。它多由间接外力所致，如行走时踏入凹处使踝关节突然内翻、内收，即可损伤外侧副韧带，严重者可合并踝关节骨折。本案患者跑步时不慎踝内翻后出现关节疼痛、肿胀、活动受限。根据损伤的机制，通过影像检查先排除骨折、脱位。罗师认为，罗氏正骨法强调手法检查、手法诊断、手法治疗，将手法贯穿在其中，诊治结合成一体。通过手法检查触及皮温、关节结构等的变化，指导治疗时初期或皮温偏热时以轻手法辅助退热散肿为主，具体操作连贯流畅。在踝关节损伤中，以扪拉推拨来矫正筋骨的损伤。本案患者为儿童，更应仔细关注整个诊治过程，如果治疗不及时或不彻底，日后会反复扭伤，以致影响关节功能。

（十三）跖趾关节损伤

患者马某，男，6 岁。

就诊时间：2020 年 2 月 15 日。

主　　诉：右下肢摔伤 3 天。

现 病 史：患者 3 天前玩耍时被小伙伴从背后推倒，不慎将右下肢摔伤，出现右膝关节及右足尖疼痛，行走疼痛加重，就诊于附近医院。X 线片未见骨折、脱位征象。为进一步诊治，遂来就诊。

　　体格检查：右膝周围轻度青紫，广泛压痛阳性，膝关节屈伸活动可。右足第二跖趾处触及骨突起，压痛阳性，第二跖趾活动略受限。

　　辅助检查：右膝、右足 X 线片显示未见骨折、脱位征象。

　　诊　　断：右跖趾关节损伤。

　　治　　疗：正筋手法治疗。

　　患者取坐位，伸直右下肢，医者站于患侧，轻轻复贴患者右足背、足趾；助手固定患者右小腿上段，医者一手牵拉患者第二趾骨，一手在患者跖趾关节骨突起处进行推按，待手下关节处突起平整即停；医者捋顺患者跖趾关节，理顺气血。

　　治疗后患者当下负重活动时，行走疼痛明显减轻，右足尖轻度疼痛。经 1 次治疗后，患者前症基本改善。嘱患者 2～3 周内避免跑跳活动。

　　【按】对于筋伤，疼痛部位不明确者，需要自上而下对下肢关节进行检查，检查关节周围压痛、异常突起、异常条索或棱嵴、关节活动等体征，避免漏诊、误诊。本案通过检查在患者第二跖趾关节处触及骨突起、压痛，考虑患者在摔倒时足趾跖屈造成跖趾关节损伤。在治疗过程中，以牵拉打开关节间隙的同时，推按平复骨突起。对症治疗后，患者行走活动基本正常。罗师强调，对于成年人，如果触及骨突起不明显，且跖趾关节疼痛明显者，当优先考虑近日饮食或既往有无痛风病史。

（十四）趾间关节损伤

患者王某，男，30岁。

就诊时间：2020年3月5日。

主　　诉：左足趾撞伤后疼痛3周。

现 病 史：患者3周前行走时左足不慎撞到硬物后出现疼痛，以第二趾骨处明显，于附近医院就诊，X线片提示左足第二趾骨近端骨折，予以局部固定，嘱患者回家静养。现患者行走后，自觉左足第二趾骨处疼痛明显，休息后改善不明显，为进一步诊治，遂来就诊。

体格检查：左足第二趾骨近端局部肿胀不明显，第二趾骨近端轻压痛，第二趾骨趾间关节触及骨突起，压痛阳性，足趾活动略受限。

辅助检查：左足X线片提示第二趾骨近端骨折，余趾骨、关节未见骨折、脱位征象。

诊　　断：左第二趾骨趾间关节损伤、左第二趾骨近端骨折。

治　　疗：正筋手法治疗。

患者取坐位，伸直左下肢，充分暴露远端足趾，医者站于患侧，轻轻复贴患者足背、足趾；助手固定患者左足背，医者一手牵拉第二趾骨远端，另一手在趾间关节骨突起处进行摇晃推按，待手下关节处突起平整即停；医者捋顺患者跖趾关节、趾间关节，理顺气血。

治疗后，患者当下行走活动疼痛明显减轻。经2次治疗后，患者前症基本改善。嘱患者外固定3周，减少行走活动。

【按】本案患者就诊前因趾骨近端骨折，局部固定修养3周后，行走时自觉左足疼痛，根据患者骨折愈合情况以及影像检查（趾骨远端骨折无移位），考虑疼痛与此无较强关联，但患者左足疼痛明显。通过手法检查，在趾间关节处触及骨突起，压痛阳性，远节趾骨屈伸活动轻微受限，考虑患者第二趾间关节损伤，即骨折合并筋伤。因此，罗师认为，对于影像结果显示明确骨折者，手法诊查时不局限在骨折部位，避免遗漏相关损伤。或者急症先救急，予患者治疗骨折后合理安排复诊，了解症状变化情况，避免漏诊而延误病情。本案患者经正筋（牵拉摇晃推按）治疗后，趾间关节骨突起得到平复，行走时疼痛明显改善，一定程度上减轻了趾骨周围压力，促进了骨折恢复。

（十五）足跟痛

患者钱某，女，55岁。

就诊时间：2021年5月15日。

主　　诉：左足跟疼痛1个月。

现 病 史：患者1个月前出现左足跟疼痛，初始活动时疼痛明显，活动后减轻，久行后加重，休息、外用膏药治疗后改善不明显，遂来就诊。

体格检查：左足跟周围无明显肿胀，足跟中部偏内侧触及硬结感，压痛阳性，踝关节、足趾关节活动正常。

辅助检查：左足跟X线片提示左足跟轻度骨质增生。

诊　　断：足跟痛。

治　　疗：正筋手法治疗。

患者取俯卧位，充分暴露左足跟，医者以理筋手法复贴患者足跟周围组织；医者站于患侧，借助代指，在患者足跟处硬结部位进行推拨 3 次，待足跟处硬结渐软为宜；医者以双手拇指在患者足跟硬结部位进行八字分拨至足底，并捋顺足跟、足底组织。

【按】足跟痛又称为跟痛症，是由于足跟的骨质、关节、滑囊、筋膜等处病变引起的疾病。罗师指出，跟痛患者常感足跟后部及足跟底部肿胀、疼痛，不敢承重，行走困难。有患者感觉久坐、久卧后突然起立时疼痛加重，稍微活动后疼痛减轻，但长时间行走后疼痛又加重。且老年人的足跟痛，足底跟骨棘周围软组织压痛明显，跖腱膜及跖长韧带也有压痛。跟骨骨刺可通过 X 线片发现，但是有骨刺不一定有足跟痛，跖筋膜炎不一定有骨刺。本案患者足跟疼痛影响活动，治疗前应明确痛点病灶。手法检查发现足跟中部偏内侧触及结节感，有按压痛，并且完善影像检查可见足跟部位轻度骨质增生。保守治疗时，手法以推拨分筋松解结节，活血通络，促进足跟部的无菌性炎症消散，从而使疼痛症状得到缓解。

六、其他部位疾病

（一）右颞下颌关节紊乱

患者李某，女，42 岁。

就诊时间：2021 年 5 月 11 日。

主　　诉：右颞下颌关节弹响伴疼痛 3 周。

现 病 史：患者 3 周前咀嚼硬物后出现右侧颞下颌关节疼痛伴弹响，休息后疼痛未见缓解，张大口及咀嚼时疼痛明显，于口腔科就诊，考虑患者咬合关系不良，建议患者行矫正咬合关系等相关治疗。现患者上述症状明显，影响进食，为进一步治疗，于我科就诊。

体格检查：张口稍受限，右下颌触及条索、压痛阳性，张口时可触及关节弹响。

诊　　断：右颞下颌关节紊乱。

治　　疗：正筋手法治疗。

患者取坐位，头部略后仰，助手托稳患者头部，医者立于患者前面，用拇指指间关节贴在患者下颌处，进行复贴按压，手法先轻后重，至关节及周围的肌肉松缓；助手托稳患者头部，医者双手放在患者下颌前方，进行推拨分解至局部肌肉放松；助手扶住患者额头，将患者面部偏向健侧，医者一手放在下颌前方，其余四指托住下颌骨向后方推按，用力缓慢持续，遇到阻力或患者觉疼痛剧烈时手法停止，推按时嘱患者张口、闭口配合，至开口正常为止，防止产生副损伤；医者用小鱼际或指腹在患者下颌关节处摩擦至透热，可顺下颌至胸锁乳突肌前缘至锁骨窝处，以舒筋活血止痛。

手法治疗后患者自觉疼痛明显减轻，轻度张口无明显不适，张大口仍有关节弹响。嘱患者避免张大口，避免咀嚼硬物及长时间咀嚼。

2次治疗后，患者症状基本消失，嘱患者1周后再尝试张大口，逐步适应，循序渐进。

【按】颞下颌关节紊乱多与不良咀嚼习惯、外伤及咬合不良等因素有关，多发生在20～40岁左右的青壮年，主要表现为关节弹响、咀嚼疼痛、张口受限等，部分轻型患者仅表现关节弹响，不伴疼痛，但患者精神压力较大。该患者既往无下颌关节不适症状，本次咀嚼硬物后出现关节弹响及疼痛。治疗上采用罗氏理筋手法治疗，手法轻快、便捷，时间短，见效快，且患者痛苦小。治疗后嘱患者避免张大口，避免长时间咀嚼。部分损伤严重的患者，手法治疗后应进行固定，限制颞下颌关节活动。固定期间可以每天叩齿数次，以增强咀嚼肌肌力，维持和加强下颌关节的稳定性。

（二）胸锁关节损伤

患者陈某，女，62 岁。

就诊时间：2021 年 11 月 4 日。

主　　诉：发现左胸锁关节处骨突起 2 周。

现 病 史：患者 2 周前长时间左侧卧玩手机，后发现左胸锁关节处骨突起，肩关节活动无受限，为进一步诊治，遂来就诊。

体格检查：左胸锁关节处触及骨突起，局部皮色、皮温正常，压痛阳性。

诊　　断：左胸锁关节损伤。

治　　疗：正筋手法治疗。

患者背靠墙取坐位，双手叉腰姿势，医者站于患者对面，一手固定患者左肩，一手复贴患者左侧胸锁关节周围组织数次；医者拇指置于患者胸锁关节突起处，嘱患者进行深而慢的呼吸动作，在患者呼吸的同时，医者推按突起，至手下突起稍平复即停；医者捋顺患者左胸锁周围组织。

治疗后患者当下感觉左胸锁关节处突起变小，局部触及轻压痛。经 2 次治疗患者左胸锁处骨突起与右侧同一高度。嘱患者避免长时间侧躺或保持一个姿势。

【按】罗师指出，胸锁关节是由胸骨和锁骨组成的关节。胸锁关节损伤不常见，损伤主要可能是外力撞击或局部的肌肉劳损导致，轻则局部结构稍改变，重则导致骨折或者错位。追问患者病因，考虑为长时间左侧卧姿势，导致左侧胸锁关节处肌肉劳损，"筋束骨"的功能受到影响，出现骨突起。治疗时，也是借助肩外展或牵拉姿势进行推按，使突起得以平复。罗师指出，这类劳损伤，治疗简单，但难根治，需要患者的积极配合以及姿势习惯的调整，良好的医患合作才能取得更好的疗效。所以，要积极对患者进行宣教，让患者认识到长期损伤的严重性，并给予现阶段的建议，如避免长时间保持一个姿势、避免长期低头、进行适当的运动等。